별난 한의사 송영기의
먹지마 건강법

개정증보판

별난 한의사 손영기의
먹지마 건강법

손영기 지음

북라인

지금 우리가 접하는 정보들은 왜곡되어 있다.

무엇을 하자는 식의 플러스 정보는 경제적인 목적에서 과장되기 마련이다.

우리는 무엇을 하지 말자는 마이너스 정보에 주목해야 한다.

먹지마 건강법에는 이와 같은 마이너스 정보가 담겨 있다.

개정증보판을 내면서
나는 채식주의자가 아닌 채식인이고 싶다

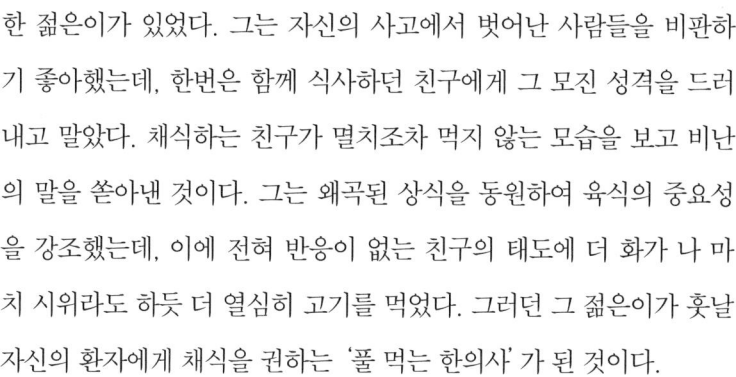

한 젊은이가 있었다. 그는 자신의 사고에서 벗어난 사람들을 비판하기 좋아했는데, 한번은 함께 식사하던 친구에게 그 모진 성격을 드러내고 말았다. 채식하는 친구가 멸치조차 먹지 않는 모습을 보고 비난의 말을 쏟아낸 것이다. 그는 왜곡된 상식을 동원하여 육식의 중요성을 강조했는데, 이에 전혀 반응이 없는 친구의 태도에 더 화가 나 마치 시위라도 하듯 더 열심히 고기를 먹었다. 그러던 그 젊은이가 훗날 자신의 환자에게 채식을 권하는 '풀 먹는 한의사'가 된 것이다.

불과 10년 뒤 정반대되는 주장을 하게 될 줄 꿈에도 몰랐을 그 젊은이가 나의 예전 모습이다. 채식을 기본으로 한 《별난 한의사 손영기의 먹지마 건강법》을 세상에 소개한 지도 4년이 다 되어 가지만, 10년 전이나 지금이나 나의 태도에는 달라진 것이 없다. 주장하는 내용은 전혀 달라졌건만 표현하는 방식에서는 달라진 바 없다는 말이다. 내가 지닌 사고의 틀에서 조금이라도 어긋날 경우 불끈 성질내어 상대를 공격하는 태도는 여전한 것이다. 다만 머릿속에 굳어진 틀이 '육식'이냐 '채식'이냐는 것이 그때와 다를 뿐인데, 이제 이처럼 경직된 사고를 바꾸려고 한다. 이는 '먹지마 건강법'을 포기하는 것이 아니라, 나의 주장을 전하는 방법을 바꾸고 싶은 것이다.

한번은 선배 한의사에게 식사 대접을 한 적이 있었다. 유명한 채식 식당으로 모셨는데, 장난기 많은 그 선배가 농담 삼아 "갈비 주세요" 하고 주문하자 주인은 "여기는 '그런 곳'이 아닙니다" 하며 차갑게 대답하는 것이었다. 순간 주인의 서늘한 시선과 함께 '그런 곳'이라는 말이 가슴에 박혔는데, 그 말에는 육식하는 사람들에 대한 멸시가 담겨 있는 듯했다. 순간 '아차' 하는 생각이 들었다.

'이건 아니다.'

그런데 그런 기분은 그 전에도 느꼈다. 채식 열풍이 불면서 모 방송국에서 토론회가 있었는데, 그때 육식 옹호자의 말을 듣던 방청석의 채식주의자들의 표정에서도 나는 아득해지는 느낌을 받았다. 그들의 표정에는 육식하는 사람들에 대한 비웃음과 멸시가 담겨 있는 것 같았다. 인터넷 게시판에도 이에 대한 시청자들의 지적이 있었는데, 채식인의 한 사람으로서 송구한 마음까지 들었다. 채식 인구가 극히 소수에 불과하다 보니 은연중 늘 방어적 태세를 갖게 되기 때문이라 생각했지만, 그로 인해 본질이 가려지는 부작용이 염려되었다.

나는 '채식주의'라는 말을 거부한다. 즉 무슨 '주의'라는 이데올로기적 표현을 통한 공격적인 자기 주장을 경계한다. 식문화의 다양성을 인정하는 포용력을 지녔느냐에 따라 '채식주의자'와 '채식인'으로 나눌 수 있을 것이다. 그런 면에서 볼 때 그동안 나는 채식주의자였다. 그러나 지금은 다르다. 지난 5년간 '풀 먹는 한의사'라는 별명을 달고 많은 사람들을 만나면서 채식주의자가 아닌 채식인이 많아져야겠다는 생각을 하게 되었다. 그래서 '먹지마 건강법'도 환자들에게 선별적으로 권하듯이, 채식인으로서의 포용력을 지닐 수 있는 사람에게만 음식 관리를 권하고 싶다.

값진 보석도 타인을 향해 던지면 무기로 돌변한다. 아끼는 것일수록, 그리고 남에게 주고 싶은 것일수록 따뜻한 손으로 쥐어 주자. 이번 개정판은 세상을 향해 날카롭게 던졌던 초판을 수정 보완하고 새로운 내용을 추가하여 만든, 나만의 보석이다. 이제 이 보석을 독자들에게 쥐어드리는 일만 남았다.

끝으로 내 손에 값진 보석을 쥐어 주신 류희영 은사님과 《별난 한의사 손영기의 먹지마 건강법》의 인연으로 만난 아내와 딸 지양이에게 이 책을 바친다.

2005년 2월 종로에서 손영기

차 례 별난 한의사 손영기의 먹지마 건강법

개정증보판을 내면서 | 나는 채식주의자가 아닌 채식인이고 싶다 7

제1장 왜 먹지마 건강법인가

01 | 건강을 위해서는 마이너스 사고가 필요하다   17
02 | 나는 허준이 부럽다   19
03 | 지금은 체질 감별조차 어렵다   21
04 | 식의(食醫)를 아십니까   24
05 | 내 몸이 곧 의원이다   26
06 | 음식에 마음이 있다   29
07 | 음식은 최상의 기공이다   32
08 | 음식이 사람의 이미지를 만든다   35
09 | 몸에서도 우루과이 라운드가 벌어지고 있다   38
10 | 지금은 무용(無用)의 철학이 더 절실하다   41
11 | 음식에도 도(道)가 있다   44
12 | 유전자 제일주의를 경계한다   47

13 | 평균 수명은 통계의 마술에 불과하다 49

제2장 무엇을 먹지 말아야 하나

01 | 먹지마 건강법은 오염 식품을 금한다 55
02 | 육류는 항생제의 주범이다 57
03 | 농약은 농작물만의 문제가 아니다 60
04 | 지금의 젊은이는 호르몬 세대다 63
05 | 암도 호르몬에 의해 자란다 66
06 | 방부제로 오염된 육류는 인스턴트 식품과 같다 68
07 | 가축도 보호받을 권리가 있다 71
08 | 광우병은 자연에 대한 도전의 대가다 73
09 | 인간은 초식 동물에 가깝다 76
10 | 수입 밀가루 대신 우리 밀가루를 먹자 78
11 | 묵은 밀가루는 몸을 처지게 한다 81
12 | 소화흡수력은 체질에 따라 다르다 84
13 | 인스턴트 식품에 대해서는 긴말이 필요 없다 87
14 | 인스턴트 식품에는 보이지 않는 설탕이 있다 91
15 | 인스턴트 식품에는 보이지 않는 소금이 있다 94
16 | 자연식도 인스턴트화되고 있다 96
17 | 먹을거리를 식품첨가물에서 해방시켜야 한다 99
18 | 튀김류를 멀리하면 머리가 좋아진다 102
19 | 밥이 보약이라는 이야기는 옛말이다 105

20 | 과일·달걀·우유는 진정한 건강식품인가 108

21 | 생선도 안전하지는 않다 112

22 | 청량음료보다는 순수한 물을 마시자 115

23 | 이제는 순수한 물마저도 찾기 힘들다 118

24 | 인삼은 한의사의 진단에 따라 먹어야 한다 121

25 | 녹차는 아무나 먹을 수 있는 식품이 아니다 124

26 | 술이라고 술술 마시면 안 된다 127

27 | 음주 전에 자신의 배부터 쳐다보자 130

28 | 기호 식품에는 중독성이 있다 132

29 | 식(食)은 약(藥)이지만 약은 식이 아니다 135

30 | 약물은 또 다른 약물을 부른다 138

• 먹지마 건강법, 단계별로 실천해 보세요 140

제3장 무엇을 어떻게 먹어야 하나

01 | 도대체 무엇을 먹으란 말인가 145

02 | 섬유질은 독성 물질을 몰아낸다 148

03 | 현미는 섬유질이 풍부한 완전 곡물이다 150

04 | 콩은 국력이다 153

05 | 된장은 장을 살린다 156

06 | 김치는 금(金)치다 158

07 | '무엇을' 다음에는 '어떻게' 다 160

08 | 조식(粗食), 소박하게 먹자 162

09 | 소식(小食), 적게 먹자   166
10 | 절식(節食), 절도 있게 먹자   169
11 | 합식(合食), 함께 먹자   173
12 | 안식(安食), 편안하게 먹자   175

제4장 마이너스에서 건강을 생각한다

01 | 아토피는 유전이 아니다   181
02 | 아토피 앞에서는 겸손해진다   184
03 | 갱년기는 가을로 넘어가는 자연 현상이다   187
04 | 자궁의 건강은 장에 달렸다   190
05 | 불임은 너무 잘 먹어서 생긴다   193
06 | 남성의 힘은 장에서 나온다   196
07 | 부종과 비만은 다르다   199
08 | 다이어트에서 중요한 것은 칼로리가 아니다   202
09 | 안구 건조는 기관지 문제다   205
10 | 기관지 치료는 음식으로는 부족하다   208
11 | 근골격계 질환의 근본 원인은 장 기능 저하에 있다   211
12 | 피로할수록 가볍게 먹어야 한다   214
13 | 한약을 먹으면 간이 나빠진다?   217
14 | 진액을 지켜라 ❶ - 춘곤증   220
15 | 진액을 지켜라 ❷ - 식은땀   224
16 | 진액을 지켜라 ❸ - 더위 먹음   227

17 | 진액을 지켜라 ❹ – 가려움증 229

18 | 온도 못지않게 습도도 중요하다 232

19 | 감기 이상으로 감기 후유증이 무섭다 235

20 | 열감기는 인체를 포맷한다 239

21 | 춥고 바람 맞아야 잘 자란다 242

22 | 딱딱딱 움찔움찔 운동을 하자 245

23 | 잼잼 짝짜꿍은 소화력을 높인다 247

24 | 호랑이처럼 걷자 249

25 | 수영은 안 된다 252

26 | 장(腸)은 화장실 변기와 다르다 255

27 | 민간요법이 만능은 아니다 257

28 | 차라리 녹용을 권한다 260

29 | 아이들이 ADHD로 병들어 있다 263

30 | 임신부의 지혜로운 선택이 절실하다 268

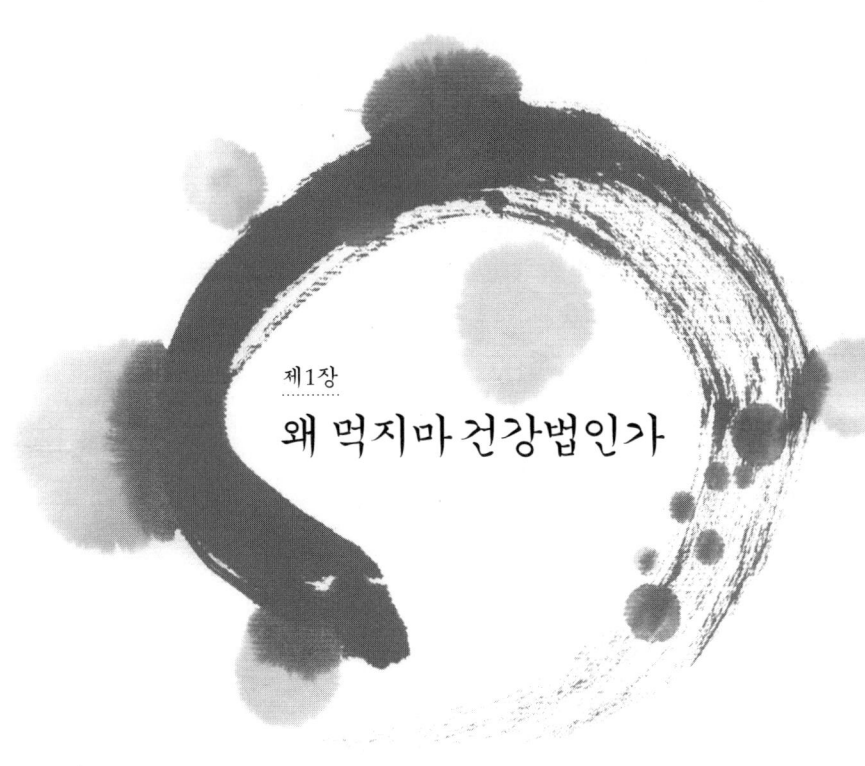

제1장
왜 먹지마 건강법인가

왜 먹지마 건강법인가 01

건강을 위해서는 마이너스 사고가 필요하다

향수는 목욕을 기피했던 중세 유럽에서 발전했다. 지나친 목욕 문화에 빠진 현대인들에게는 이러한 향수의 등장 배경이 우스울 것이다. 그런데 건강에 대한 지금 우리의 생각은 중세 유럽인들의 관점에 머물러 있다. 향수란 몸을 깨끗이 한 다음 뿌리는 것이다. 더러운 몸에 악취를 감추려 향수를 뿌리면 악취와 향수 향기가 섞여 냄새는 더 고약해진다.

무엇이 건강에 좋다는 보도만 나오면 혈안이 되어 그것을 찾는 우리의 몸에서는 고약한 냄새가 나고 있다. 오염 식품을 멀리하지 않고 몸에 좋은 것만 찾는 모습은 더러운 몸에 향수 뿌리는 것과 다를 바 없다. 쓰레기 더미에 꽃을 뿌린다고 그곳이 꽃동산이 되겠는가. 쓰레기를 치우고 오염된 땅을 살린 다음 꽃을 심어야 하는데도 우리의 조급증은 이와 같은 무지한 짓을 저지르고 있다.

동남아로 몬도가네 관광을 떠나거나 불법 밀렵한 산짐승을 건강식품으로 여기는 사람들의 이야기, 황소개구리를 퇴치하려면 그것이 정력에 좋다는 소문만 내면 된다는 이야기 등은 농담이 아니다. 비울수록 얻는다는 노자(老子)의 사상은 건강에도 적용되는바, 이 시대에 건강하려면 몸보신 먹을거리만 찾는 플러스 사고에서 벗어나 오염 식품을 제한하는 마이너스 사고부터 가져야 한다. 이에 나는 마이너스 건강법, 이른바 '먹지마 건강법'을 제시한다.

"그 한의원 이상해. 가려 먹으라는 말만 해." 이것은 나의 한의원에 대한 환자들의 평가인데, 먹지마 건강법을 소개하면서 한약 이전에 오염 식품부터 멀리할 것을 강조하다 보니 듣게 된 말이다. 음식 관리 없는 치료는 밑 빠진 독에 물 붓기임을 아는 까닭에, 별나다는 소리를 들어도 치료율을 높이기 위해서는 어쩔 수 없다.

그러나 조금이라도 손해 보는 것을 싫어하는 사람들에게 마이너스 사고를 전하기는 힘들다. 늘 즐기는 음식이 오염되어 있음을 알리는 것조차 어렵다. 그러나 건강을 위해서라면 왜곡된 식욕에서 벗어나야 한다. 비자연적인 식품의 섭취로 몸을 오염되는 상황에서는 아무리 좋은 것을 먹어도 소용없음을 알아야 한다. 올바른 식생활로 몸을 정화해야 좋은 음식과 약도 제대로 흡수되는 것이다.

따라서 이제는 건강 비법을 찾아다니거나 언론에 보도된 내용을 맹목적으로 믿지 말자. 내 안에 건강 비법이 있음을 깨닫고 오염 식품에서 벗어나면 건강해지는 것이다. 이에 나의 먹지마 건강법은 왜곡된 식욕에서의 해방을 추구한다.

나는 허준이 부럽다

한때 허준 신드롬으로 한의사들이 곤경에 처한 적이 있었다. 침과 한약으로 중한 질병도 간단히 고치는 허준과 스승 유의태의 이야기가 드라마로 방영되면서 환자들의 조급증이 발동하여 병세가 빨리 호전되지 않으면 돌팔이라고 수군대기까지 했던 것이다.

그런데 나는 별난 생각을 해본다. 허준의 신기(神技)의 의술은 당시 환자의 몸 덕분이기도 하다는 점을 말이다. 그 시절과 지금의 환자의 몸은 아주 다르다. 못 먹어서 문제인 시절과 너무 잘 먹어 걱정인 시절, 자연식을 하던 시절과 오염 식품이 난무하는 시절의 몸은 다르다.

치료에서도 차이가 난다. 더해 주고(補) 깎아 내고(瀉) 풀어 주는 (和) 한의학의 전통 치료법에 있어서 과거에는 보법(補法)이 우선되었다면 현대에는 사법(瀉法)과 화법(和法)이 중시된다. 요즘에는 보약보다 치료약이 더 많이 쓰인다는 말이니 나의 먹지마 건강법도 이런 맥락 속에 있다. 물론 지금도 보(補)할 상황이 적지 않지만, 현대인의 영양 결핍은 과거처럼 절대적인 영양 부족이 아닌 영양 불균형에서 오기 때문에 보(補)도 '치료'의 관점에서 행해야 한다.

따라서 과거의 방식을 지금 적용하기는 어렵다. 복잡한 생활 환경과 잘못된 식습관, 게다가 환경 오염으로 인해 환자의 몸 자체가 쉽게 치료될 상황이 아니다. 예전에는 환자 몸에 침만 살짝 대어도 나았으나 지금은 아무리 침을 놓아도 차도가 없다는 어느 한의사의 말에 공감하는 이유가 여기에 있다.

한의사의 위상 또한 달라졌다. 과거에는 양반이라 해도 환자라면 중인 계급인 의사의 충고에 따랐으나 지금은 그렇지 않다. 대중 매체에 나오는 온갖 정보를 아전인수로 받아들인 환자들은 의사의 말이 자기 생각과 다르면 무시한다. 의사들도 자신의 충고가 환자 기분을 상하게 할까 봐 조심하는데, 이는 허준의 스승인 유의태가 강조했던 환자를 긍휼히 여기는 태도가 아니다. 따라서 지금은 임의로 자가 진단하는 환자들을 질책하는 의료인의 자세가 필요하다.

한 가지 더 중요한 것은 같은 약재라도 효능이 옛날과 다르다는 점이다. 물 좋고 공기 좋은 시절의 약재가 지금보다 우수한 것은 당연하다. 따라서 같은 처방이라도 과거 허준과 지금 한의사가 내리는 것의 효험은 다를 수밖에 없다. 그래서 나는 허준이 부럽다. 그의 심의(心醫)로서의 성품, 높은 학식, 의술이 부럽기도 하지만, 우리처럼 환경 문제로 고민하지 않아도 되고, 환자를 설득하기 위해 힘 빼지 않아도 되며, 좋은 약재를 구하려 애쓰지 않아도 되기 때문이다.

왜 먹지마 건강법인가 03

지금은 체질 감별조차 어렵다

"저는 어떤 체질인가요?"

이것은 한의사들이 흔히 받는 질문으로 나는 대개 다음의 두 가지로 답한다. 즉 "아직 체질이 나타나는 몸 상태가 아닙니다"라고 하거나, "체질 의학은 제 전공이 아니라서 모릅니다"라고 하는데, 먹지마 건강법을 실천하는 환자에게는 전자로, 그렇지 않은 환자에게는 후자로 답한다. 이렇게 환자의 체질에 대해 선뜻 말하지 않는 것은 체질에 따른 음식 가림을 우려해서다. 과장된 체질 정보로 인해 소음인·태음인·소양인·태양인이라는 용어가 상식이 된 현실에서 일단 자신이 어떤 체질이라 짐작하면 알음알이로 음식을 가려 먹기 때문이다.

사상의학의 주창자인 이제마는 《동의수세보원》에서 "널리 의학을 밝혀 집집마다 의학을 알고 사람마다 병을 알게 된 연후라야 가히 장수하게 될 것이다(必廣明醫學 家家知醫 人人知病然後 可以壽世保元)"라고 했지만, 어설픈 자가 진단으로 고집만 내세우는 사람들을 접할 때마다 상식화된 의학 정보가 대중 건강에 과연 도움이 될까 하는 의문을 갖는다.

체질만 알면 책에 쓰인 대로 음식뿐만 아니라 약물 사용도 가능하기에 일반인들은 한의사의 도움 없이도 건강을 지킬 수 있을 것 같으나, 체질 감별이 쉽지 않아 자칫 잘못된 자가 진단으로 병을 키우기도 한다. 사상의학을 전공하는 한의사들도 신중하게 하는 체질 감별을 일반인들은 잡지에 실린 문답식 표를 통해 간단히 확인하니 그 결과가 왜곡되는 것은 당연하다.

종종 환자들에게서 왜 한의원마다 체질을 다르게 알려 주느냐는 질문을 받는데, 이것은 곧 체질 감별의 어려움을 말해 준다. 환자를 진단하다 보면 체격은 태음인이면서 성격은 소양인, 질병은 소음인으로 나타나는 감별 불가능의 상태가 많다. 이와 같은 감별의 난해함은 현시대의 특수성에 기인한다. 즉 염색된 물에 잠겨 있는 색종이의 색이 제대로 발현될 수 없는 것처럼 오염된 현실이 체질 감별을 어렵게 만드는 것이다. 항생제 · 호르몬 · 농약 · 중금속 · 첨가물 등으로 염색된 물 속에서는 빨강 · 파랑 · 검정 색종이들이 각기 자기 색을 제대로 나타낼 수 없는 법이다. 따라서 "아직 체질이 나타나는 몸 상태가 아닙니다"라는 말은 오염된 물이 맑게 정화되기 전에는 체질을 감별할 수 없다는 뜻이다.

인스턴트 식품이 존재하지 않던 시절의 체질 의학은 오늘날 환경 오염이라는 먹종이에 둘러싸여 한계를 보이고 있다. 체질 의학의 한계는 곧 체질 감별의 어려움이며 그 어려움은 시대 상황 때문이니, 체질의 중요성이 느껴질수록 오염 문제부터 해결해야 할 것이다. 체질에 따라 약도 되고 독도 된다는 말에는 함정이 있다. 과연 어느 체질에 항생제·호르몬·농약·중금속·첨가물 등이 약이란 말인가. 환경 오염은 체질과 상관없이 모두 독이다. 오염된 음식 탓에 타고난 체형도, 성격도, 질병도 후천적으로 변해 체질을 감별하는 기준이 없어졌다.

먹지마 건강법은 모든 체질에 해당하며, 바른 체질 감별을 위해서도 반드시 필요하다. 간혹 체질별 음식 가리기를 맹목적으로 주장하는 이들이 있는데, 그들에게 "체질 의학은 제 전공이 아니라서 모릅니다"라고 잘라 말할 수밖에 없는 것이 안타깝다.

왜 먹지마 건강법인가 04

식의(食醫)를 아십니까

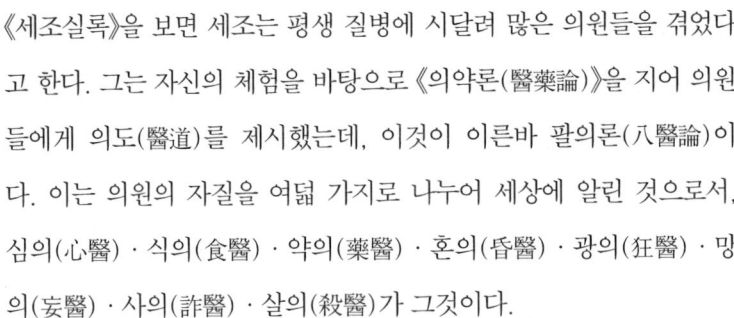

《세조실록》을 보면 세조는 평생 질병에 시달려 많은 의원들을 겪었다고 한다. 그는 자신의 체험을 바탕으로 《의약론(醫藥論)》을 지어 의원들에게 의도(醫道)를 제시했는데, 이것이 이른바 팔의론(八醫論)이다. 이는 의원의 자질을 여덟 가지로 나누어 세상에 알린 것으로서, 심의(心醫)·식의(食醫)·약의(藥醫)·혼의(昏醫)·광의(狂醫)·망의(妄醫)·사의(詐醫)·살의(殺醫)가 그것이다.

이 가운데 심의는 환자의 마음을 편안하게 하고, 식의는 환자의 음식을 조절하며, 약의는 환자에게 약을 쓰는 의원으로서, 이 세 종류의 의원은 양의(良醫)에 속한다. 반면 나머지 의원들은 모두 악의(惡醫)에 속하는데, 혼의는 환자가 위급하면 자신도 당황하여 허둥대고, 광의는 환자가 과장된 고통을 호소하는데도 이를 모르고 약을 쓴다. 망의는 환자의 병을 마음대로 보아 자신의 형편대로 약을 쓰고, 사의는 병이 없는데도 있다 하여 약을 쓰며, 살의는 앞서의 혼·광·망·사

(昏·狂·妄·詐)의 못된 것만을 갖추어 사람을 살리는 자가 아닌 죽이는 자다.

한의사가 아니더라도 누구나 양의 중에서 심의가 으뜸임을 아는데, 심의는 의사가 환자를 측은히 여기는 마음가짐이 있어야 가능하다. 흥미로운 것은 의료인의 으뜸인 심의 다음으로 꼽히는 것이 약의가 아닌 식의라는 점이다. 이는 약보다 음식으로 치료하는 것이 더 중요함을 말해 준다. 과거 허준 선생은 구하기 어려운 약재보다 쉽게 접하는 음식을 가지고 백성들의 병을 자주 치료했던바, 그는 심의뿐만 아니라 식의로서의 자질도 함께 갖고 있었던 것이다.

모진 성격을 가진 나에게 심의는 고단한 노력이 필요한 것이기에 그 대안으로 삼은 것이 식의다. 진료실에서 오염 식품의 위험성을 이야기하고, 소화제를 요구하는 환자에게 된장과 무즙을 권하는 나의 모습은 세조의 팔의론에 등장하는 식의와도 같다. 그럼에도 주위에서는 누구나 아는 상식을 가지고 별나게 행동한다고 말한다.

당연한 상식도 지키지 않는 현실에서 누구나 아는 쉽고 평범한 방법부터 실천할지, 아니면 의사가 전하는 어렵고 전문적인 방법만 따를지 환자들은 선택해야 한다. 약의보다 중요하게 여겨졌던 식의가 이제는 별나 보이지만, 그럼에도 나는 묵묵히 식의의 길을 가고 싶다.

왜 먹지마 건강법인가 05

내 몸이 곧 의원이다

"나는 그에게 붕대를 감아 주었고, 신은 그를 치료했다."

르네상스 시대의 외과 의사였던 앙브루아즈 파레의 이 말은 인간의 자연치유력을 강조한 것으로 나에게 큰 지침이 되었다. 병이 치유된 환자에게서 감사 인사를 받을 때마다 나는 "선생님 자신의 몸에 감사하십시오"라고 말하는데, 이는 우리 몸에 있는 신의 힘 즉 자연치유력을 믿기 때문이다. 그래서 나는 병이 잘 치료될수록 환자의 강한 생명력에 감사한다.

어떤 질병에 걸리면 우리 몸의 치유력을 믿고 비틀스의 노래 "Let it be"처럼 잠시 내버려두는 여유가 필요하다. 성급하게 수술과 약에 의존하는 현실에서는 더 그렇다. 시력이 떨어져도 바로 안경을 쓰지 않는 사람은 전체적인 몸 상태가 회복되면 시력도 다시 좋아지지만, 안경을 바로 쓰는 사람은 몸이 좋아져도 이미 눈이 안경 도수에 맞춰져 시력이 개선되지 않는다. 따라서 시력이 떨어져도 안경을 바로 쓰기보다는 식생활 개선을 통해 시력이 회복되기를 기다리는 여유가 필요하다.

식중독에 걸렸을 때의 설사 증세는 음식 독소를 배출하는 해독 반응이고, 감기에 걸렸을 때의 기침은 호흡기에 감염된 병균을 내보내는 치유 반응이다. 따라서 약으로 설사와 기침을 서둘러 멈추면 오히려 몸의 치유력이 손상된다. 그런데도 치유 과정에서 나타나는 증세를 병으로 여겨 치료하다가 몸의 생명력을 저하시키는 경우가 심심찮게 일어나고 있다.

예컨대 고혈압과 당뇨를 검사할 때 나타나는 혈압과 당뇨 수치는 몸의 병리적 불균형을 다스리려는 생리적 자정의 결과다. 따라서 혈압약과 당뇨약에 의한 강제적인 조절보다 음식을 포함한 생활 관리를 통해 몸에 내재된 치유력으로 생리 균형을 도와야 한다.

그렇다고 지나치게 참는 것은 무모하다. 음식 관리는 전혀 하지 않고 식욕대로 먹으면서 저절로 치유되기를 바라는 것은, 불난 집에 부채질하면서 자연히 불 꺼지기를 기다리는 것과 같다. 자연치유력에 의존하려면 음식을 가리는 노력이 반드시 따라야 하며, 그런데도 차도가 없으면 한의사의 도움을 받아 치유력을 증진시켜야 할 것이다.

식의(食醫)인 나는 먹지마 건강법을 실천하는 환자들에게 한약과 침을 써서 치유력을 증진시킨다. 그러나 자연치유력을 갖춘 인체라는 대의(大醫)에 비하면 나는 소의(小醫)에 불과하다. 소의가 사용하는 한약과 침 이상으로 중요한 것이 대의를 돕는 음식이다.

한때 의약 분업 사태에 따른 병원 파업으로 인해 한의원을 찾은 환자들이 불안해 할 때마다 나는 이런 말을 했다. "결코 파업하지 않는 의사를 알려 드릴까요? 그것은 우리 안에 있습니다." 과로로 쓰러지기 전까지는 결코 쉬지 않는 의사인 '자연치유력'이라는 대의을 믿고 음식 관리를 철저히 하라고 권했던 것이다.

왜 먹지마 건강법인가 06

음식에 마음이 있다

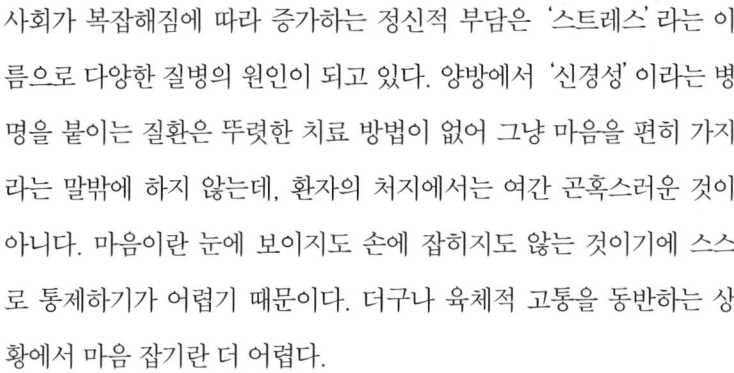

사회가 복잡해짐에 따라 증가하는 정신적 부담은 '스트레스'라는 이름으로 다양한 질병의 원인이 되고 있다. 양방에서 '신경성'이라는 병명을 붙이는 질환은 뚜렷한 치료 방법이 없어 그냥 마음을 편히 가지라는 말밖에 하지 않는데, 환자의 처지에서는 여간 곤혹스러운 것이 아니다. 마음이란 눈에 보이지도 손에 잡히지도 않는 것이기에 스스로 통제하기가 어렵기 때문이다. 더구나 육체적 고통을 동반하는 상황에서 마음 잡기란 더 어렵다.

한의대 시절 과중한 학습 부담으로 신경쇠약에 걸렸던 나는 이러한 마음의 고통을 해결하려고 단전호흡, 기공 수련 등을 10년 이상 했다. 그러나 한의사가 되어 진료에 임하면서 확실한 해결책을 찾았으니, 그것은 '음식에 마음이 있다'는 것이다.

한의학에서는 칠정(七情 : 喜怒憂思悲驚恐)이라는 정신적 요인을 질병의 원인으로 삼는데, 이 칠정은 인체 장부(臟腑)와 연결된다. 그리

29

하여 성냄은 간(肝), 기쁨은 심(心), 걱정은 비(脾), 슬픔은 폐(肺), 두려움은 신(腎)에 대응하니, 성냄이 지나치면 간이 상하고, 기쁨이 과도하면 심장이 상하는 등 정신과 육체를 서로 연결해서 보았다.

우리가 육체의 반대 개념으로 삼는 '정신'이라는 용어도 마음과 육체를 하나로 보는 한의학적 사고에서 비롯되었다. 정신(精神)의 정(精)은 육체를, 신(神)은 마음을 가리키는바, 신경증과 정신병은 마음뿐만 아니라 육체의 병이다. 따라서 마음 다스리기로 그 치료를 환자의 몫으로만 돌리기보다는 의사의 도움으로 육체를 치료하는 방법이 우선되어야 한다. 나는 상담이나 심리 분석, 마음 다스리기가 아닌 먹지마 건강법으로 마음의 병을 치료하는데, 실질적인 해결책이 제시된다는 점에서 환자들에게 큰 힘이 되고 있다.

몸이 건강해지면 자연스레 마음도 맑아진다는 것은 상식으로 여기면서 자신의 병든 마음을 몸으로 달랠 생각은 하지 않는다. 스트레스를 받을수록 음식을 가려 몸을 튼튼히 하면 스트레스가 오히려 생활의 활력소가 되어 외부 자극에 적극 대처하게 되니, 먹지마 건강법은 마음 다스리기의 원천이라 할 수 있다.

마음과 육체가 모두 병든 사람들일수록 음식의 중요성이 커진다. 먹지마 건강법으로 신경쇠약을 극복한 나는 음식이 곧 마음임을 깨달은 까닭에 실천하기 어려운 마음 다스리기보다 당장 실행할 수 있는 음식 가리기를 주장하는 것이다.

가벼운 음식을 먹으면 정신이 맑아지고, 무거운 음식을 먹으면 마음이 탁해지는 원리를 사람들이 공감할수록 이 사회는 건강해진다. 교도소와 정신병원에 수감자와 환자들이 넘치는 현실에서 그 원인을 사회 구조의 모순에 따른 스트레스가 아닌 우리 식탁에서 찾아 음식이 근본 해결책임을 알아야 할 것이다. 음식으로 마음의 병이 완전하게 치료되는 것은 아니지만 정갈한 식생활이 우선되어야 마음 다스리기도 가능해지는 법이다.

왜 먹지마 건강법인가 07

음식은 최상의 기공이다

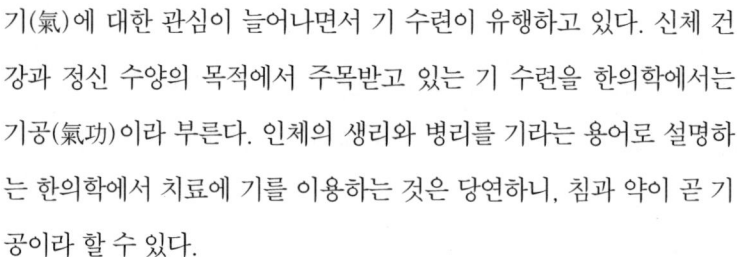

기(氣)에 대한 관심이 늘어나면서 기 수련이 유행하고 있다. 신체 건강과 정신 수양의 목적에서 주목받고 있는 기 수련을 한의학에서는 기공(氣功)이라 부른다. 인체의 생리와 병리를 기라는 용어로 설명하는 한의학에서 치료에 기를 이용하는 것은 당연하니, 침과 약이 곧 기공이라 할 수 있다.

보통 기공 하면 시술자의 동작을 통해 환자의 기가 조절되는 것으로 여기나, 한의학의 관점에서는 침과 약 역시 기공이다. 침은 경락(經絡)이라는 기의 흐름에 따라, 약은 기미(氣味)라는 기의 특성에 따라 사용되기 때문이다. 따라서 기에서 벗어나 침을 신경학으로 접근하거나, 한약을 성분 분석하는 것은 한의학이 아니다.

침과 약의 전문가인 한의사는 기를 운용할 줄 알아야 하는데, 이러한 능력이 우수할수록 치료율이 높다. 한의사의 실력이 기공력(氣功力)으로 좌우된다 해도 과언이 아니니, 건강과 수양을 목적으로 하는 일반인들 못지않게 한의사들도 기공에 힘쓴다.

그런데 기공의 비결은 평범하다. 기를 천기(天氣)와 지기(地氣)로 나눈다면 천기는 호흡, 지기는 음식인바, 기공의 핵심은 우리가 항상 접하는 '호흡'과 '음식'에 있다. 그럼에도 사람들은 호흡에만 관심이 있지 음식에는 신경을 쓰지 않는다. 즉 단전호흡만을 기공 수련이라고 여기는 것이다. 발붙일 땅(地氣)이 있어야 머리에 일 하늘(天氣)도 있는 법이다. 지기의 바탕 위에 천기가 길러진다고 믿는 나에게는 기공에서 호흡 이상으로 중요한 것이 음식이다.

나는 여러 수련자들을 접하면서 음식 관리를 통한 지기의 다스림 없이는 기공 수행에 많은 한계가 있다는 점을 느꼈다. 몇십 년 수련한 사람도 간혹 고혈압·당뇨 같은 성인병을 가지고 있으니, 망진(望診)으로 얼굴의 기운을 감지하는 나의 눈에는 오랜 수행에도 불구하고 오염 식품을 차단하지 않아 병색이 나타나는 수련자가 많았다. 따라서 기공에 대해 묻는 사람들에게 나는 식욕부터 통제하라고 말한다.

기를 담는 그릇은 혈(血)이다. 그릇이 깨끗해야 담긴 물건도 정갈한 법이니 탁한 피에서 올바른 기운이 나올 수 없다. 그럼에도 사람들은 '호흡'으로 기 쌓는 일에만 열심이지 '음식'을 가려 피를 깨끗이 하는 데에는 소홀하다. 선가(仙家)에서 '주화(走火)', 불가(佛家)에서 '상기(上氣)'라 불리는 수행의 부작용은 정충(精充)되지 못한 상태에서 기운을 돌리기 때문에 발생하는 것으로, 정충이란 혈액의 양적인 충실과 질적인 맑음을 이르는 것이다. 다리 힘이 부족한 사람이 하늘만 보면서 걷다가는 돌부리에 걸려 넘어지니, 땅바닥에 고꾸라지는 주화와 상기를 예방하려면 하늘을 쳐다보기(天氣) 전에 다리 힘(地氣)부터 길러야 한다.

과거 기공 수련을 하면서 배(地氣)보다 머리(天氣)에만 집중했던 나는 다리에 힘이 없는 상황에서 하늘만 쳐다본 탓에 주화·상기로 고생했다. 불가의 스님들과 선가의 도인들이 자연식을 하는 이유를 알아 기의 그릇인 피를 중시했더라면 후유증의 고통은 없었을 것이다. 그러나 그 고통을 통해 음식이야말로 최상의 기공임을 깨달았다.

왜 먹지마 건강법인가 08

음식이 사람의 이미지를 만든다

치열한 경쟁 사회 속에서 사람들의 마음도 병들어 가고 있다. 정신병원에 넘쳐나는 환자들의 문제는 많은 부분 음식으로 인한 것은 아닐까? 나는 음식이 인간의 정신에도 영향을 끼친다고 믿는다. 육류를 즐기는 사람에게는 동물적인 성격이, 채식을 좋아하는 사람에게는 식물적인 성격이 나타난다고 보는 것이다. 환자의 얼굴을 보면 그의 식습관을 짐작할 수 있는데, 자신이 즐기는 음식에 따라 독특한 이미지가 나타난다. 예컨대 달걀만 먹는 아이들은 정신없이 움직이는 산만한 모습을 보인다.

그런데 인간은 동물과는 다른 행동 양상을 보인다. 가축은 결코 인간처럼 서로 살상하지 않는데도 폭력적인 인간을 가리켜 '동물적'이라 표현하는 것은 부끄러운 일이다. 인간이 서로 살상하며 폭력적으로 변해가는 것은 초식 동물에 가까운 인간이 지나치게 육식을 즐기기 때문이다.

나의 스승인 류희영 선생님은 한방 신경정신과의 권위자로서, 육류와 인스턴트 식품의 차단을 신경증과 정신병 치료의 바탕으로 삼는다. 이러한 치료법이 처음에는 무척 낯설었으나 그 효과를 경험하면서부터는 절대적으로 공감하게 되었으니, 이는 먹지마 건강법이 등장하는 데에 결정적인 동기가 되었다.

현재 미국에서는 비행 청소년을 교화하는 차원에서 육류와 유가공품, 인스턴트 식품을 제한하고 곡물과 채소를 급식하는 식이 요법을 시행하고 있다. 이를 통해 신경질적이고 폭력적인 아이들의 날카로운 정신을 완화하는 것이다. 신경증과 정신병 환자에게 자연식을 유도하는 치료법이 미국에서는 국가적인 차원에서 실행되고 있다. 먹지마 건강법 역시 개인의 정신 건강뿐만 아니라 사회 전체의 도덕성을 지키는 데 도움이 될 것이다.

얼마 전 극장에서 영화 상영 도중에 그만 나오고 말았다. 피가 튀는 잔혹한 장면을 끝까지 볼 수 없었던 것이다. 예전에는 폭력 영화를 좋아했는데, 먹지마 건강법을 실천한 이후로 너무 소심해진 것은 아닌지 걱정스럽기까지 했다. 그러나 식습관을 바꿈으로써 이처럼 성격도 변할 수 있음을 직접 경험하면서 폭력이 난무하는 현 사회 문제의 해결책을 찾게 되었다.

가끔 환자에게서 황송한 말을 듣는다. "원장님 분위기가 도인 같은데요." 그 사람의 식습관이 그의 이미지를 형성한다는 사실을 비추어 볼 때 자연주의자로서 극찬을 받은 셈이다. 같은 종이라도 향을 싸면

향내가 나고, 생선을 싸면 비린내가 나는 것처럼 각자의 이미지는 자신의 식습관에 달려 있음을 알아야 할 것이다.

왜 먹지마 건강법인가 09

몸에서도 우루과이 라운드가 벌어지고 있다

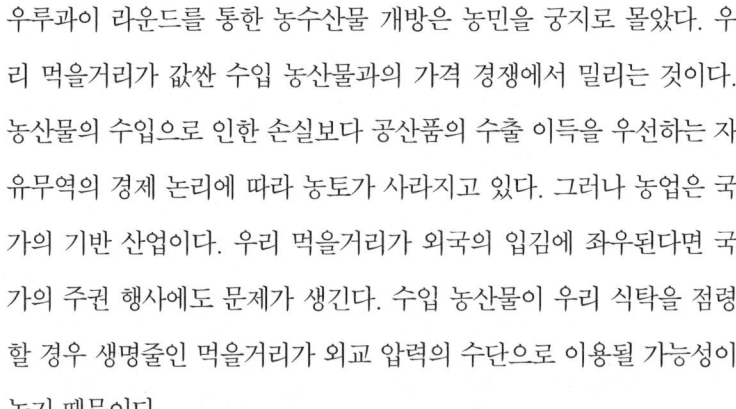

우루과이 라운드를 통한 농수산물 개방은 농민을 궁지로 몰았다. 우리 먹을거리가 값싼 수입 농산물과의 가격 경쟁에서 밀리는 것이다. 농산물의 수입으로 인한 손실보다 공산품의 수출 이득을 우선하는 자유무역의 경제 논리에 따라 농토가 사라지고 있다. 그러나 농업은 국가의 기반 산업이다. 우리 먹을거리가 외국의 입김에 좌우된다면 국가의 주권 행사에도 문제가 생긴다. 수입 농산물이 우리 식탁을 점령할 경우 생명줄인 먹을거리가 외교 압력의 수단으로 이용될 가능성이 높기 때문이다.

이처럼 국가 기반을 흔드는 우루과이 라운드는 우리 몸에서도 그대로 재현되고 있다. 비타민제와 영양제 같은 건강보조제의 범람으로 환자가 오히려 늘고 있는 것이다. 나는 환자들의 건강보조제 복용을 제한한다. 비타민·미네랄 등의 영양소는 직접 음식을 통해 섭취해야지 건강보조제를 인위적으로 투여하면 안 된다. 외부에서 영양소를 투여하면 수입 농산물에 경쟁력을 잃은 농민들이 농사를 포기하듯이 영양소를 합성, 생산하는 몸의 기능이 저하하기 때문이다.

  인체는 쓰지 않으면 퇴화하므로 몸이 해야 할 일을 인위적으로 투여한 영양소가 대신하면 몸이 점점 녹슨다. 장기간 건강보조제에 의존한 사람이 잠시 복용을 중단하면 갑자기 무기력해지는데 이것이 인체가 퇴화했다는 증거다. 건강보조제 의존 환자들은 치료 역시 쉽지 않으니, 식생활 개선 없이 오로지 건강보조제만 찾는 플러스 사고가 건강을 해친 것이다.

  먹을거리의 자급자족 없이는 국가의 주권이 제대로 행사될 수 없듯이 건강보조제에 의존하면 건강을 지킬 수 없다. 예컨대 비타민제를 만병통치약으로 여기는 사람들이 많으나 반대 의견도 만만치 않다. 비타민 신봉자들은 비타민 C를 과잉 섭취하더라도 모두 소변으로 배출되므로 부작용이 없다고 주장하지만, 이를 장기 복용하면 오히려 동맥경화를 촉진한다는 연구 결과가 있다. 또 비타민 C의 과잉 섭취는 혈액을 산성화시켜 심장마비까지 일으킬 수 있다고 한다. 이에 일부 학자와 의료인들은 비타민을 건강보조제 대신 음식을 통해 섭취할 것을 강조한다. 비타민제의 장기 복용은 몸을 퇴화시키므로 음식을 통해 직접 섭취해야 하는 것이다. 인스턴트 식품 중심의 식생활을 하면서 비타민·미네랄 등은 건강보조제에 의존하는 현대인들은 이러한 사실을 직시해야 한다.

  그러나 농약과 화학비료로 황폐해진 이 땅의 먹을거리에서 옛날과 같은 영양 효과를 기대하기는 어렵다. 유기질 퇴비 대신에 화학비료를 사용하면 질소 · 인산 · 칼륨을 제외한 나머지 약 60종의 광물질은 공급되지 않기 때문에 아시아에서는 100년 전에 비해 농지의 광물질 손실이 76퍼센트에 이른다. 이런 농지에서 자란 식품은 자연산이라 해도 비타민과 미네랄 등이 모자란다. 자연식을 하자니 영양소가 부족하고, 건강보조제에 의존하자니 몸이 퇴화하는 진퇴양난 속에 우리가 있는 것이다.

지금은 무용(無用)의 철학이 더 절실하다

도(道)를 이야기하는 장자에게 친구 혜자가 쓸모없는 말이라 핀잔을 주자 장자는 다음과 같이 말한다.

"자네가 사용하는 땅은 서 있는 부분뿐인데, 그렇다고 딛고 있는 부분 이외의 땅을 모두 파내 버리면 자네가 딛고 서 있는 땅은 무엇에 쓸 수 있나?"

이는 쓸모 있음(有用)이 쓸모 없음(無用)을 기초로 한다는 장자의 가르침이다. 양의학에서 한의학을 쓸모없다고 여기는 것은 한의학이 무용의 자리에 있어 보이기 때문인데, 과학으로 설명할 수 없다 해서 한의학을 미신이라 한다면 양의학이 딛고 서 있는 땅의 여유는 사라진다.

과연 과학으로 해석되는 것만이 유용한가? 눈에 보이지 않는 무용을 논하는 한의학은 진정 쓸모없는 것일까? 인삼의 약효는 사포닌 때문이라는 과학적 분석을 통해 인삼이 곧 사포닌이라고 생각하지 말

자. 자신이 딛고 있는 땅만 가지고 전체 대지를 평가할 수는 없는 법이다. 따라서 인삼은 사포닌 이상의 의미를 갖는 것이다.

그런데도 과학의 이름 아래 온갖 실험이 벌어지고 있다. 예컨대 현미가 몸에 좋다는 것을 안다면 순수 현미를 먹게 해야지 왜 현미 추출액을 첨가한 가공 식품을 만드는가? 현미와 현미 추출액의 영양 성분이 설사 같다 해도 '현미=현미 추출액'이 아니므로 현미 가공 식품은 결코 순수 현미의 건강 가치를 지닐 수 없다. 그 밖에도 DHA가 들어간 우유와 과자, 인삼으로 코팅한 쌀, 콜레스테롤 분해 물질이 함유된 마가린, 소화제 함유 비스킷, 뼈의 노화를 막는 칼슘, 비타민 D와 K가 들어간 캐러멜 등 약품과의 구분이 모호한 기능성 식품이 등장하고 있다. 나는 이러한 기능성 식품이 건강에 전혀 도움 되지 않는다고 본다. 그것은 과학적 성과라기보다는 과학이라는 새로운 미신에 빠진 것으로, 유용만을 강조하는 과학 문명의 함정이다.

나는 기능성 식품이 유전자 변형 식품과 다를 바 없다고 생각한다. 당장 눈에 보이는 유용만을 따르고 무용을 경시했기 때문이다. 비타민을 원한다면 비타민제보다 과일과 채소를, DHA를 원한다면 DHA 함유 가공 식품보다 등푸른 생선을, 섬유질이 필요하다면 섬유질 강화제보다 현미를 먹는 등 유용보다 무용을 중시하는 식생활을 가져야 건강해진다.

아직 밝혀지지 않았지만 인삼에는 사포닌보다 우수한 성분이 있을 수 있다. 그런데도 사포닌 합성 추출물을 가지고 인삼과 동등하게 여긴다면 이것이야말로 비과학적 사고다. 이에 인삼을 사포닌이 아닌 인삼 그 자체로 보는 한의학의 무용관(無用觀)이 과학의 유용관(有用觀)이 득세하는 이 시대에 절실히 필요하다.

왜 먹지마 건강법인가 11

음식에도 도(道)가 있다

GMO(Genetically Modified Organism)는 생산성 향상을 위해 유전자 변형을 일으킨 농산물이다. 1995년 미국의 몬샌토 사에서 유전자 변형 콩을 처음으로 상품화했는데, 병충해에 강하고 수확량이 늘어나는 이점 때문에 현재까지 40종 이상의 GMO가 개발되었다. 미국산 옥수수의 33퍼센트, 콩의 50퍼센트, 면화의 50퍼센트 가량이 GMO다.

미국은 유전자 변형 기술을 육종 교배처럼 안전하다고 여겨 식품의약국(FDA)을 통해 GMO 사용을 허가하고 있다. 그러나 유럽에서는 GMO 감자로 사육한 쥐의 면역 체계가 약해지고 장기가 손상된다는 연구 결과를 발표하면서 안전성이 확실해질 때까지 판매 중지를 요구하고 있다. 분자 구조를 멋대로 바꾼 농산물에 대해 음식을 문화로 여기는 유럽인들은 '프랑켄슈타인 식품'이라 부를 정도로 강한 거부감을 보이는 것이다.

요리를 소재로 삼은 만화, 영화, 쇼 프로그램이 인기를 끌면서 요즘 우리에게도 새로운 음식 문화가 생겼는데, 그 가운데 하나가 퓨전 요리다. 빨강·노랑 색소를 입힌 음식, 가공 식품을 재료로 한 갖가지 음식, 한식인지 양식인지 구분되지 않는 잡탕 음식 등이 그것으로, 내가 볼 때 이것은 '음식 창조'라기보다는 '음식 장난'이다. 음식에도 엄연히 선조들의 지혜에서 비롯된 궁합이라는 것이 있는데, 떡국에 후추를 넣고 추어탕에 초피를 넣는 등의 퓨전 요리는 이런 궁합에서 벗어나기 때문이다. 퓨전 요리는 유전자 변형에 항생제·방부제·식품첨가물·합성조미료로 범벅이 된 오염 식품을 서로 섞어 또 다른 오염 식품을 만들어 내는 것으로, 유럽인들이 표현한 프랑켄슈타인 식품과 다를 바 없다. 사람들이 이러한 음식 장난을 비판 없이 즐기는 상황에서 환자들에게 음식의 도(道)를 요구하기란 무리다.

음식에도 음식의 도, 즉 음식 본연의 길이 있다. 오랜 전통 속에서 자연의 법칙에 따라 서서히 닦아 온 길을 무시하고 멋대로 낸 길로 가다가는 교통사고가 일어난다. 퓨전 요리와 GMO는 음식의 도를 무시함으로써 발생하는 교통사고를 야기한다. 이것은 고속도로를 내기 위해 자연을 파괴하고 풍수의 맥을 끊는, 물질 만능의 인간 편의적 사고가 음식에 그대로 반영된 것이다.

도인(道人)이란 세속에서 벗어난 별난 사람을 이르는 것이 아니라 자신의 길〔道〕을 묵묵히 가는 사람을 이른다. 건강도 음식의 정도(正道)를 지키는 식도인(食道人)이라야 얻을 수 있다. 따라서 유전자 변형 농산물, 궁합을 무시하는 퓨전 요리, 약품과 구분되지 않는 식품,

화학 물질로 오염된 농산물 등 음식의 도를 넘어서는 먹을거리 장난은 그만두어야 한다.

왜 먹지마 건강법인가 12

유전자 제일주의를 경계한다

 유전 정보가 들어 있는 DNA 염기 서열을 밝혀내는 게놈 프로젝트는 전 인류를 흥분시켰다. 불치병을 포함한 모든 질병이 완치될 것이라 믿기 때문이다. 그러나 나는 게놈 프로젝트에 대한 과열 분위기를 경계한다.
 환자의 변질된 유전자를 수리하거나 건강한 유전자로 대체하면 모든 질병이 치료된다고 믿는 '유전자 제일주의(Primacy of Genes)'는 유전자가 독자적으로 활동한다는 것을 전제로 한다. 쉽게 말해 유전자가 어느 누구의 지시를 받지 않고 스스로 알아서 단백질을 합성하는 등의 일을 한다는 것이다. 그러나 DNA 염기 서열에서 유전자를 구성하고 단백질 합성을 지시하는 것은 극소수에 불과하다. 염기 서열의 95퍼센트 이상은 유전자 활동을 조절하는 제어 장치일 뿐이다. 즉 유전자는 인체를 설명하는 메시지에 불과하므로 인체의 정보를 담고 있다 해도 유전자만으로는 질병 정보를 완전하게 이해할 수 없다.

중요한 것은 메시지인 유전자가 아니라 메시지를 전하는 주체로서, 모든 질병에서 해방되려면 그 주체를 파악해야 한다. 유전학자들 역시 이 점에 동감하는바, 환경 요인을 그러한 주체 중의 하나로 꼽는다. 부모에게서 정상적인 유전자를 받았더라도 환경에 따라 유전자 변이가 초래되므로, 환경 요인은 유전자를 발현하거나 억제하는 주체인 것이다.

그러므로 유전자 치료로 성인병을 다스린다 해도 환경 개선을 통해 유전자의 변질을 근본적으로 막지 않으면 다시 재발할 수밖에 없다. '유전자 회복(DNA Repair)'을 외치는 학자들이 환경을 중시하는 이유가 여기에 있다. 먹지마 건강법으로 고혈압과 당뇨를 비롯한 성인병이 완치되는 것은 생활 환경의 개선을 통해 유전자 변질이 차단되기 때문이다.

게놈 프로젝트는 질병 완치의 희망보다 환경의 중요성을 재확인하는 결과만 남길 것이다. 따라서 자연 의학을 포함한 한의학의 위치가 흔들릴 것으로 오해하지는 말자. 인간의 오만에서 비롯한 유전자 제일주의의 부작용은 환경을 중시하는 한의학이 해결할 것이다.

이제 막 한글을 뗀 아이가 인체의 신비를 담은 책 내용 전체를 파악할 수는 없다. 점차 시간이 지나 세상을 바라보는 시야가 넓어지고 생각이 깊어지면 책의 내용을 이해할 날이 올 것이다. 그때가 되면 나의 먹지마 건강법도 인정받게 될 것이다.

왜 먹지마 건강법인가 13

평균 수명은 통계의 마술에 불과하다

2000년 9월 20일 유엔인구기금이 발표한 〈세계 인구 현황 보고서〉에는 우리와 비교되는 북한에 대한 흥미로운 통계가 있다. 북한 남성의 평균 수명이 남한(68.8세)보다 약간 높은 68.9세로 나타난 것이다. 영양 결핍으로 인해 북한 주민들의 건강 상태가 엉망일 거라 생각한 나에게 그것은 적지 않은 충격이었다. 북한의 폐쇄성을 감안할 때 통계의 신뢰도에 다소 의심이 가지만, 보고서에 발표된 수치로는 국민 건강에 관해서는 북한이 우리와 큰 차이가 없음을 알 수 있다.

그런데 여기서 우리는 '평균 수명'이라는 통계의 함정에 주목해야 한다. 정부는 국민 건강이 과거보다 향상되었음을 주장하며 그 증거로 해마다 평균 수명의 수치를 제시한다. 그러나 이의 자세한 측정 방법을 모르는 국민들은 이 수치의 함정에 빠지고 만다.

평균 수명의 통계는 이미 1970년대에 문제가 되었다. 캐나다 정부는 "평균 수명의 통계는 엉터리이며, 이는 통계의 마술에 불과하다"라고 하여 파문을 일으켰고, 미국 캘리포니아대학 건강 정책 교수 등도 다음과 같은 이의를 제기했다.

"평균 수명이 늘어난 것처럼 보이는 것은 신생아 사망이 격감했기 때문이다. 지금 우리가 현혹되어 있는 평균 수명이란 신생아의 기대 여명, 즉 신생아가 앞으로 몇 년이나 살 것인지에 대한 수치이므로 어른의 건강 상태를 올바르게 나타낼 수는 없다."

예컨대 1970년의 평균 수명을 1940년과 비교해 보면 남성은 6년, 여성은 10년이 늘어났는데, 이는 신생아 사망률이 4분의 1로 줄었기 때문이다. 그런데 어른은 상황이 다르다. 20세는 그 기간 동안에 남성은 2년, 여성은 6년의 수명이 늘어났을 뿐이고, 30, 40세는 늘어난 수명이 훨씬 줄어든다.

이처럼 신생아의 수명은 늘어났지만 어른은 그 기간 동안의 의학 발달을 감안해 볼 때 수명이 늘지 않았으므로 국민 건강을 파악하는 데 평균 수명의 통계는 쓸모가 없다. 오히려 성인의 수명이 과거보다 줄었다는 점과, 그 원인이 식생활 문란에 따른 성인병 증가에 있다는 사실을 은폐할 뿐이다.

앞에서 말한 보고서에서 더 놀라운 것은 북한의 영아 사망률이 남한보다 두 배 이상 높다는 사실이다. 이는 우리 의료 수준이 북한보다 우수하기 때문이지만 이처럼 영아 사망률이 높은 북한이 평균 수명에서 우리와 큰 차이가 없다는 것은 충격적이다. 이는 북한 성인의 건강이 남한보다 양호하기 때문이다. 영양 결핍이 문제되는 북한 사람들이 너무 풍족해서 병인 우리보다 건강하다는 사실을 평균 수명 통계의 함정을 통해 보면서 잘 먹는 것보다 바르게 가려 먹는 것이 중요함을 느낀다.

제2장

무엇을 먹지 말아야 하나

무엇을 먹지 말아야 하나 01

먹지마 건강법은 오염 식품을 금한다

사람들은 내가 지적하는 오염 식품을 두고 당혹해 한다. 오염 식품으로 분류한 육류, 수입 밀가루, 인스턴트 식품 등이 우리 식탁에 오르는 주요 품목이기 때문이다. 나 역시 이것들을 오염 식품으로 인정하기까지 적지 않은 갈등을 겪었다. 그러나 현대의 질환 대부분이 음식에서 비롯하는 식원병(食原病)임을 알고 나서는 먹지마 건강법을 환자들에게 요구할 뿐만 아니라 나 스스로도 지키고 있다.

음식이 원인이 된 병은 음식으로 다스려야 한다. 식이요법을 병행한 치료는 효과가 빠르고, 완치된 뒤에도 음식 관리만으로 재발을 막을 수 있다. 그런데도 환자들은 음식 관리를 단순하게 여긴다. 이들은 한약과 침보다 음식 이야기부터 하는 나를 가볍게 본다. 내가 음식을 강조하는 것은 질병의 근본 원인을 알기 때문인데, 환자들에게는 오히려 인기가 없다. 나의 별난 요구에 등 돌리는 사람들이 많지만 잦은 재발과 악화로 치료를 포기했던 환자가 먹지마 건강법을 통해 완치되는 것을 보면 환자들에게 더욱 단호해질 수밖에 없다.

현대의 질병은 육류, 수입 밀가루, 인스턴트 식품 등이 오염 식품임을 깨닫고 이를 멀리해야만 예방과 완치가 가능하다. 따라서 먹지마 건강법은 우리 식탁에 항상 오르는 먹을거리가 왜 오염되었는지 고민하는 데에서부터 시작한다. 육류 속의 항생제와 성장 촉진 호르몬을, 수입 밀가루 속의 방부제를, 인스턴트 식품 속의 인공 첨가물을 염려한다면 먹지마 건강법은 자연스럽게 실천될 것이다.

육류와 밀가루 식품은 그 자체만으로도 지나치게 섭취하면 성인병을 유발하는데, 여기에다 항생제 · 호르몬 · 방부제 · 첨가물 등의 오염으로 설상가상의 문제가 생긴다. 이에 먹지마 건강법에서는 인스턴트 식품을 포함한 이상의 먹을거리를 3대 오염 식품으로 규정한다. 그렇다면 이들 오염 식품에 대해 좀더 자세히 살펴보자.

무엇을 먹지 말아야 하나 02

육류는 항생제의 주범이다

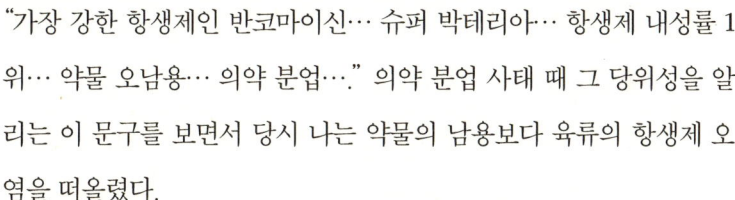

"가장 강한 항생제인 반코마이신… 슈퍼 박테리아… 항생제 내성률 1위… 약물 오남용… 의약 분업…." 의약 분업 사태 때 그 당위성을 알리는 이 문구를 보면서 당시 나는 약물의 남용보다 육류의 항생제 오염을 떠올렸다.

항생제 내성률 1위라는 조사 결과가 국민 전체를 대상으로 한 것인지 항생제 치료를 받고 있는 환자들을 대상으로 한 것인지는 모르겠으나, 실제로 병원과 약국에서 장기적으로 항생제를 투여받는 사람들은 드물다. 그런데도 국민 전반에 걸쳐 항생제에 내성을 보인다면 생활 속에서 그 원인을 찾아야 한다.

생활 속의 항생제는 우리 식탁에 숨어 있는데, 육류가 그 주범이다. 오늘날 가축들이 항생제에 오염된 것은, 생산성을 높이기 위해 대량으로 가두어 기르는 다두수(多頭獸) 사육에서 비롯한다. 농가마다 두어 마리씩 기르던 과거와 달리 지금은 농장에서 떼로 키우게 되면서,

축사 환경은 불결해지고 가축들은 스트레스에 시달리다 보니 자연 질병이 만연하게 되었다.

그로 인해 등장한 것이 항생제다. 항생제가 포함된 배합 사료를 먹는 가축들은, 건강해도 예방 차원에서 늘 이 약을 복용하는 탓에 항생제 내성률이 높다. 분말·과립 모양으로 굳힌 페렛이라는 배합 사료에 항생제가 들어가고, 그 사료를 먹는 가축은 항생제에 내성이 생긴다. 그리고 이런 오염된 육류를 즐기는 사람들 역시 항생제 내성률이 높아지는 것이다.

그런데 진짜 문제는 따로 있다. 항생제 사료로 인해 가축들이 오히려 더 병든다는 점이다. 화학비료와 농약이 도리어 논밭에 병충해를 많이 발생시킨 것처럼 배합사료는 가축을 더 병들게 한다. 위궤양·위암·직장암 등에서부터 구제역까지 걸리는 가축들을 살리기 위해 일부 농민들은 임의로 구한 의약품을 사용하고 있다.

돼지의 경우 법적으로는 도축장으로 이동하기 30일 전부터는 항생제 투여를 규제한다고 하나, 동물용 항생제가 최장 6개월까지 잔류한다는 점은 '항생제 육류'를 염려할 수밖에 없게 한다. 이에 천연 항생제 사용을 도모하는 움직임이 있으나 경제성이 떨어져 빛을 보지 못하는 형편이다.

"이상하게 요즘에는 임질 환자가 적어."

어느 선배 한의사의 말이다. 성문화는 날로 문란해지는데 반해 성병은 오히려 줄어드는 것은 우리가 늘 식탁에서 항생제를 먹는 까닭이 아닐까? 의약 분업의 당위성을 항생제 남용에서 찾는다면 육류의 항생제 문제도 함께 고민해야 할 것이다.

건강한 먹을거리를 위한 제안 | 육 류

수입 육류보다는 우리 축산물을 선택하자. 항생제와 호르몬이 첨가되지 않고, 동물의 부산물이 들어가지 않은 사료에, 운동이 가능한 개방식 축사에서 키운 가축의 육류라면 더 좋겠다. 이런 축산물은 유기농 단체에서 구입할 수 있다. 그러나 유기농 축산물이라 하더라도 지나친 육류 섭취는 바람직하지 않으므로, 콩과 같은 식물성 단백질 섭취에 관심을 가졌으면 한다.

무엇을 먹지 말아야 하나 03
농약은 농작물만의 문제가 아니다

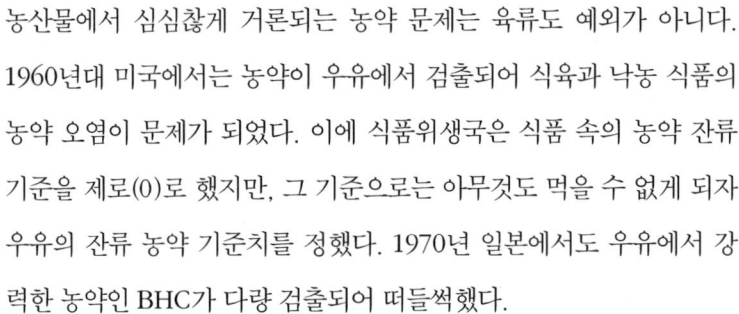

농산물에서 심심찮게 거론되는 농약 문제는 육류도 예외가 아니다. 1960년대 미국에서는 농약이 우유에서 검출되어 식육과 낙농 식품의 농약 오염이 문제가 되었다. 이에 식품위생국은 식품 속의 농약 잔류 기준을 제로(0)로 했지만, 그 기준으로는 아무것도 먹을 수 없게 되자 우유의 잔류 농약 기준치를 정했다. 1970년 일본에서도 우유에서 강력한 농약인 BHC가 다량 검출되어 떠들썩했다.

석유에서 합성되는 DDT · BHC · 도린제 등의 농약은 기름에 쉽게 녹지만, 풀이나 사료를 통해 가축의 입 안으로 들어가면 좀처럼 배설되지 않고 몸 안에 그대로 축적된다. 우유에서까지 농약이 검출되는 것은 젖소의 유방에 그것이 쌓이기 때문이다. 어머니의 모유에서 농약이 검출되는 것도 이와 마찬가지다.

1824년 유럽의 학자가 석탄과 석유에서 합성한 BHC는, 일본에서는 1971년부터 사용 금지되었지만 그 잔류 기간이 알려져 있지 않고,

1944년 미국에서 대량 생산된 DDT는 1970년부터 금지되었지만 도린제 농약과 마찬가지로 10년 동안 흙 속에 잔류하는 것으로 밝혀졌다. 그러므로 1980년대, 1990년대 태생이라 해도 어머니에게 축적된 잔류 농약을 물려받을 경우 30년 전 금지된 DDT · BHC가 검출될 수 있는 것이다.

  요즘에는 과거와 달리 저독성 농약이 나오고 있다지만, 이것이 과연 인체에 해가 없는지 지금으로서는 알 수 없다. DDT가 처음 보급될 당시 인체에 해가 없다며 갓난아기에게 파우더 대신 DDT를 사용한 어머니도 있었으니 말이다.

  그런데 농약은 농작물보다 육류에서의 문제가 더 큰데, 그것은 생체 농축 때문이다. 생체 농축이란 동물이 오염된 농작물을 먹을수록 체내 오염량이 증가하는 것을 말하는데, 이것은 자연계의 모든 먹이 사슬에서 행해지고 있다. 따라서 먹이 사슬의 종착점인 인간은 오염 농축의 최종 집합소인 셈이다. 이제 사람들은 곡물이나 채소를 통한 농약 섭취에 그치지 않고 육류에 농축된 농약마저 받아들이고 있는 것이다.

  목소리가 들리지 않는 봄이다. 매일 아침 그렇게도 우리의 귀를 즐겁게 해주던 울새라든지 개똥지빠귀 · 비둘기 · 어치 · 굴뚝새, 그리고 그 외 몇십 종류의 새들의 합창이 전혀 들리지 않는다. 침묵만이 밤을 뒤덮고 숲을 감싸며 늪으로 진다. 닭이 달걀을 품고 있다. 하지만 병아리는 부화되지 않는다. 농부들은 돼지가 자라지 않는다고 한탄한다. 태어난 새끼 돼지는 몸도 작고 금방 죽는다. 사과나무의 꽃은 피었건만 벌은 꽃 사이를 날아다니지 않는다. 그래서 꽃가루는 묻지 않고 열매도 맺지 못한다.

이것은 미국의 해양생물학자인 레이첼 카슨 여사가 《침묵의 봄》에서 농약 DDT에 대해 쓴 글이다. 이러한 경고가 있은 지 7년이 지나서야 비로소 DDT 사용이 금지되었으니, 오염 육류의 농약 문제도 진지하게 고민해야 할 것이다.

무엇을 먹지 말아야 하나 04

지금의 젊은이는 호르몬 세대다

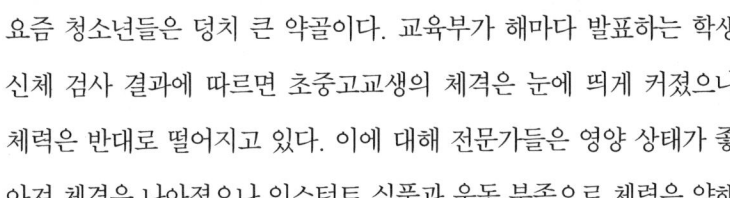

요즘 청소년들은 덩치 큰 약골이다. 교육부가 해마다 발표하는 학생 신체 검사 결과에 따르면 초중고교생의 체격은 눈에 띄게 커졌으나 체력은 반대로 떨어지고 있다. 이에 대해 전문가들은 영양 상태가 좋아져 체격은 나아졌으나 인스턴트 식품과 운동 부족으로 체력은 약해진 것이라 분석했다.

그러나 나는 이 문제를 달리 본다. 속빈 강정 같은 청소년들의 몸은 호르몬으로 오염된 육류 때문이 아닐까? 즉 수년 전에 비해 3~5센티미터씩 키가 커지고 3~5킬로그램씩 몸무게가 늘어난 것은 성장촉진제의 간접 섭취로 인한 것이 아닐까 의심해 본다.

가축 사료에는 항생제뿐만 아니라 성장 촉진 호르몬이 들어간다. 가축의 무게를 늘려 경제 가치를 높이기 위해서다. 미국에서는 성장 촉진 호르몬을 투여하여 가축의 무게를 20퍼센트 이상 늘리는데, 이 때문에 유럽에서는 미국산 고기를 가장 맛없는 것으로 여긴다. 그런데 진짜 문제는 이 호르몬이 인체에 부정적인 영향을 미친다는 점에 있다.

가축 사료에 사용하는 성장촉진제는 여성 호르몬의 합성품으로서 거세 효과를 보게 하여 살을 찌운다. 이 호르몬 때문에 뉴욕의 유명 레스토랑에 근무하는 남자 요리사의 유방이 커졌다는 뉴스가 1960년 로마 올림픽 당시 유럽의 언론을 통해 대대적으로 보도되기도 했다. 그런가 하면 여성 호르몬이 함유된 사료로 키운 닭의 폐기물을 모피 코트용 밍크에게 먹이로 주었더니 일시적인 불임이 야기되었다는 보고도 있었다.

더 충격적인 것은 미국산 닭고기를 즐기는 푸에르토리코에서 생후 7개월 된 아기의 젖가슴이 부풀고, 20개월 만에 음모가 생기는가 하면, 3~6세에 월경을 하는 등 비정상적인 조숙 현상을 보이는 어린이가 2천 명이나 발생했다는 사실이다. 너무 일찍 어른이 되어 버린 이 아이들은 일정 수준에 이르자 발육이 정지되어 정작 성년이 되어서는 난쟁이로 살아야 했다.

수입 고기가 유통 시장을 점령하고 있는 현실에서 우리 아이들의 체격 변화는 긍정적이지 않다. 체력은 떨어지는데도 체격은 커지는 현상은 정상이 아니기 때문이다. 폐에 구멍이 뚫리는 병인 기흉(氣胸)이 갈수록 증가하고, 어린이 네 명 중 한 명은 천식 반응을 보이는 것은, 잡아당기면 늘어나는 고무줄처럼 호르몬을 통해 아이들의 몸을 강제로 잡아늘린 증거가 아닐까?

이것은 단순히 건강 문제로 그치지 않는다. 여성들은 초경과 폐경이 앞당겨지고 불임이 늘어 가는가 하면, 남성들은 유방이 생기는 신체 변화와 함께 성격도 여성화되는 현상이 일어나니, 이대로 가다가는 새로운 인류가 등장할지도 모른다. 아니 새 인종은 이미 출현했으니 지금 젊은이들의 모습과 문화가 이를 증명한다. 이에 나는 그들을 육류의 과잉 섭취로 인한 H세대 즉 호르몬 세대라 부르고 싶다.

무엇을 먹지 말아야 하나 05

암도 호르몬에 의해 자란다

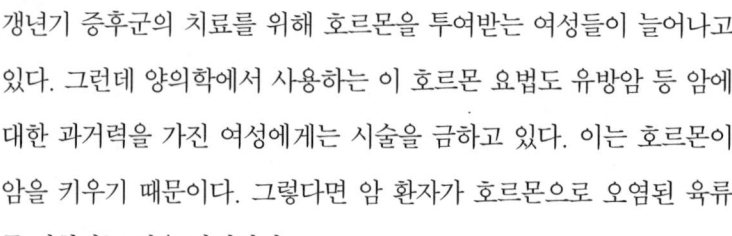

갱년기 증후군의 치료를 위해 호르몬을 투여받는 여성들이 늘어나고 있다. 그런데 양의학에서 사용하는 이 호르몬 요법도 유방암 등 암에 대한 과거력을 가진 여성에게는 시술을 금하고 있다. 이는 호르몬이 암을 키우기 때문이다. 그렇다면 암 환자가 호르몬으로 오염된 육류를 섭취하는 것은 어떠한가.

 육류에 함유된 호르몬은 아이들의 몸을 잡아 늘려 체격만 키우듯이 암 환자의 종양 또한 자라게 한다. 나는 암 환자가 날로 증가하는 현실에서 오염 육류가 암을 키운다고 생각한다. 종양도 일정한 크기 이상이 되어야 검사에서 발견되기 때문에 지금 당장은 암이라 진단받지 않더라도 몸속에 아직 발견되지 않은 '암의 씨'가 있을 수 있다. 이것은 간접 섭취한 호르몬으로 인해 눈덩이처럼 자라 암으로 발전할 수 있다. 정상적인 조건에서는 암의 씨가 질병을 초래할 정도로 자라는 데에는 평생이 걸릴 수도 있기 때문에, 오염 식품의 자극만 없다면 암의 씨가 몸속에 박혀 있다 하더라도 문제될 것이 없다.

그런데 때로는 모르고 사는 것이 약이 될 수 있다. 그동안 암 환자를 대하면서 느낀 것은, 일단 자신이 암에 걸렸다는 사실을 알게 되면 그때부터 암 덩어리가 갑자기 커진다는 점이다. 이는 정신적인 스트레스 탓이기도 하지만 식생활을 육류 중심으로 전환함으로써 노출되는 호르몬 때문이기도 하다. 쇠약해진 몸을 추스르기 위해 기름진 음식을 찾는 것은 오히려 암세포에 영양을 공급하는 것이다. 따라서 암의 공포에서 벗어나려면 호르몬에 오염되지 않은 육류를 먹어야 한다.

암 검사 자체가 암을 키우기 때문에 검사를 받지 말자는 주장도 있는데 이는 매우 위험하다. 호르몬에 오염된 농축산물을 금하지 않는 상황에서 암 검사마저 받지 말자는 것은, 폭탄을 안고 불구덩이에 들어가는 것과 같다. 오염 육류를 통해 간접 섭취한 호르몬으로 불을 계속 지피다가는 언젠가는 암 폭탄이 터지겠지만, 폭탄을 들고 있다 해도 주위에 불이 없으면 걱정할 필요가 없다. 그런데도 사람들은 오염 식품으로 불을 지피면서 암 폭탄이 언제 터질지 모른다며 걱정한다.

암 검사는 폭탄의 심지에 불이 붙었는지 확인하는 것일 뿐이다. 암 폭탄은 일단 터지면 돌이키기 힘들므로 애당초 불이 붙지 않도록 예방해야 한다. 그러나 이러한 예방이 어렵다면 주기적인 암 검사를 통해 불길이 어느 정도 번졌는지 확인하자. 당장 입은 즐겁지만 항상 불안 속에 살 것인지, 아니면 자연식을 통해 암의 공포에서 벗어날 것인지 선택은 각자의 몫이다.

무엇을 먹지 말아야 하나 06

방부제로 오염된 육류는 인스턴트 식품과 같다

　1950년대 미국은 태평양의 비키니 환초에서 핵 실험을 실시했다. 그로 인해 일본 원양 어민들은 죽음의 재를 뒤집어쓰고 원폭증에 걸렸는데, 그때 양육했던 다랑어도 함께 오염되었다. 원폭 다랑어는 모두 버렸지만 오염되지 않은 다랑어마저 팔리지 않자 다랑어와 방부제 Z프런을 결합한 새로운 가공 식품이 등장했다. 이것이 일본에 의해 탄생한 세계 최초의 어육 소시지다.

　일본 우에노 제약에서 개발한 방부제 Z프런은 1954년에 사용 허가를 받았는데, 1965년에 이유 없이 금지되었다. 이어서 등장한 AF2 역시 우에노 제약에서 개발하여 1965년부터 인가받아 모든 가공 식품 회사에서 일제히 사용하였다. 이후 AF2가 간(肝) 장애를 일으킨다는 경고에 이어 돌연변이를 유발한다는 국립유전학연구소의 보고가 있었는데, 일본 후생성은 "미생물이나 곤충 실험이 인간에게 그대로 들어맞는다고는 볼 수 없다"라는 황당한 견해를 발표하여 아무런 제재 없이 사용하게 만들었다. 그러나 여론에 밀려 1974년 후생성을 통해 AF2의 사용이 금지되었으니, 과학적인 안정성의 확보 없이 당장 해가 발견되지 않는다는 이유로 수십 년 동안 방부제를 먹어 온 것이다. AF2는 9년 동안, Z프런 역시 9년 동안 말이다.

Z프런 이전에는 피부 색소가 빠진다는 이유로 눈약이나 화장품에 사용하는 것이 금지된 니트로프라존이 방부제로 쓰였다. 니트로프라존 · Z프런 · AF2로 이어지는 방부제의 30년 역사는 니트로프란계로 계승되어 오고 있다. 가축 사료에도 오랜 보존을 위해 당연히 방부제를 사용하는데, 사료용 방부 첨가물로 프라조리돈 · 나이하이드라손 · 프리미졸 등이 쓰인다. 이러한 방부제가 두부에 첨가되는 양의 130배 규모로 배합 사료에 들어가 가축의 위(胃)를 가득 채우는 것이다. 기형아 출산 때문에 금지된 AF2와 같은 니트로기를 가진 방부제가 배합 사료에 대량 투입되는 현실에서 기형 가축의 출산 원인을 찾을 수 있다.

이것은 아리요시 사와코의 소설인 《복합 오염》에 실린 내용이다. 결국 방부제가 들어간 배합 사료를 먹인 가축의 육류는 방부 처리한 인스턴트 식품과 다를 바 없다. 따라서 인스턴트 식품을 멀리하는 사람이라면 방부제로 오염된 육류 역시 피해야 한다. 방부제 탓에 오염 육류는 자연의 먹을거리가 아닌 가공 식품인 것이다.

어느 해 여름, 뉴스를 통해 썩지 않는 우유에 관한 기사를 접했다. 무더운 날씨에 자동차 안에 방치한 우유가 전혀 상하지 않은 것에 놀란 소비자가 방송국에 제보를 한 것이었다. 그런데 축산물의 방부제 오염을 알고 있던 나에게는 그 사건이 충격적이지 않았다.

　어느 날 한번은 냉장고에 이틀을 보관한 유기농 두부를 먹고 식중독에 걸려 고생한 적이 있었다. 그러나 그것이 두부에 방부제가 들어가지 않은 증거라며 오히려 기뻐했으니, 이러한 나의 모습이 정말 별난 것인가.

무엇을 먹지 말아야 하나 07

가축도 보호받을 권리가 있다

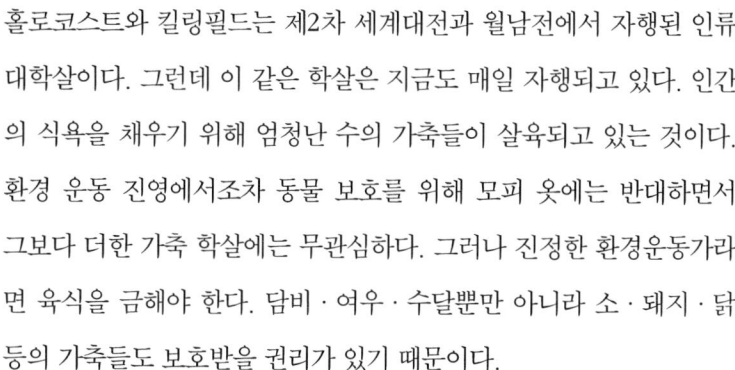

홀로코스트와 킬링필드는 제2차 세계대전과 월남전에서 자행된 인류 대학살이다. 그런데 이 같은 학살은 지금도 매일 자행되고 있다. 인간의 식욕을 채우기 위해 엄청난 수의 가축들이 살육되고 있는 것이다. 환경 운동 진영에서조차 동물 보호를 위해 모피 옷에는 반대하면서 그보다 더한 가축 학살에는 무관심하다. 그러나 진정한 환경운동가라면 육식을 금해야 한다. 담비·여우·수달뿐만 아니라 소·돼지·닭 등의 가축들도 보호받을 권리가 있기 때문이다.

비좁고 불결한 공간에서 공장의 제품마냥 취급받는 가축들에게서 생명의 존엄성을 찾아보기는 어렵다. 인간이라면 이런 상황에서 하루도 살 수 없을 것이다. 태어난 지 하루 만에 어미와 떨어져 닭장에 꼼짝없이 갇혀 강제로 살찌워지는 닭의 신세를 상상해 보라. 그리고 도살장에 끌려가는 가축들의 공포를 상상해 보라. 그런데도 인간들은 가축들의 공포 속에서 만들어지는 PSE 고기를 육질이 부드럽다며 선호하니, 보신탕에 쓰일 개를 몽둥이로 두들겨 패서 죽이는 것이나, 고기 맛을 내기 위해 돼지를 야구 방망이로 때리는 것도 모두 그 때문이다. 극도의 스트레스 환경에서 분비되는 세로토닌에 의해 콜레스테롤과 중성 지방이 변형되어 만들어지는 PSE 고기에는 가축의 공포가 스며 있다.

식탁에 오르는 한 점의 고기를 보고 가축의 울부짖음 속에서 피 튀기는 도살장 풍경을 떠올리는 사람은 없다. 환경과 동물 보호를 위해 채식주의가 확산되고 있는 서양과 달리 우리나라에서는 소수의 채식인들을 통해 건강 차원에서만 행해지고 있다. 그러나 이제 우리도 육식을 건강 차원에서만 경계하지 말고 생명 존중의 측면에서 고민해야 한다. 이에 나는 먹지마 건강법이 환경과 생명 존중 운동으로서 자리매김되기를 바란다.

광우병과 구제역 사건으로 생매장당하는 가축들을 텔레비전에서 본 적이 있다. 나는 농민들에 대한 걱정 못지않게 홀로코스트, 킬링필드에 처한 가축들이 불쌍했다. 인간이라면 누구나 그 참혹한 모습에 참담했을 것이라 생각한다. 프랑스 정부는 광우병 해결을 위해 전국의 소 5~7퍼센트에 해당하는, 1996년 7월 이전에 출생한 130만~150만 마리를 모두 '폐기'하겠다고 발표했다. 자신의 욕심으로 벌어진 일을 수습하고자 100만 마리가 넘는 생명을 몰살하겠다는 것과, 이를 가리켜 '폐기'라고 표현하는 인간들을 보면서 나 스스로 인간임이 부끄러웠다.

무엇을 먹지 말아야 하나 08

광우병은 자연에 대한 도전의 대가다

1998년 당시 17세의 프랑스 소년 아르노 에볼리는 돌연 의자를 부수고 접시를 내던지는 폭력적인 행동을 보이기 시작했다. 청소년기의 반항으로 진단받은 그는 1년 이상 히스테리 증세를 보이다가 2000년 9월 갑자기 걷지도 말하지도 못하는 상태에 빠졌다. 또한 프랑스의 로랑스 뒤하멜은 말수가 적어지면서 집 안에서 꼼짝도 하지 않는 증세를 보이고 울음이 잦아지더니, 급기야 자신이 임신했다는 망상에 빠져 정신병원에 입원했다. 그는 결국 2001년 2월에 전신 마비로 숨졌다. 처음에 '반항'과 '망상'으로 여겨졌던 아르노와 로랑스의 병증은 결국 치매와 함께 마비 증세가 나타나면서 인간 광우병인 크로이츠펠트야콥병, 이른바 '뇌가 황폐해지는 병'이라는 진단을 받았다.

치료법도 없어 죽는 날만 기다려야 하는 크로이츠펠트야콥병으로 인해 그 전염원인 광우병에 대한 관심이 높아졌다. 프랑스는 2000년의 31건보다 세 배가 넘는 약 90건의 감염 사례가 2001년에 기록되어 최악의 경우 매년 500명 넘게 크로이츠펠트야콥병 환자가 발생할 수 있음을 경고하여 전 유럽에 충격을 주었다. 그러나 가축 사료에 육류가 들어간다는 사실을 알고 있었던 나는 광우병과 크로이츠펠트야콥병이 놀랍지 않았다. 초식 동물에게 육식을 강요하는 인간에 대한 재앙을 예상했기 때문이다.

　콩을 사료로 만들 때보다 30퍼센트의 비용이 덜 든다는 이유에서 소나 양을 도축한 뒤 남은 등뼈와 내장 부위를 가공해서 만든 동물성 사료는, 초식하는 소의 식성을 강제로 바꾸는 것이기에 자연의 섭리를 거스른다는 비난을 받아 왔다. 그런데도 경제 논리에 따라 생명을 가진 소를 공산품처럼 취급했으니, 수세미처럼 뇌에 구멍이 뚫리는 크로이츠펠트야콥병이라는 결과를 낳은 것이다. 몸을 가누지 못한 채 주저앉고 심한 경련과 함께 전신이 마비되어 발병 후 1년 안에 숨지게 되는 이 치명적인 질병의 원인이 자연의 섭리를 거스른 사료에 있음을 알아야 한다.

　현재로서는 광우병이 양에서 발생하는 스크래피병이 사료를 통해 소에게로 옮겼진 것이라는 설이 유력하나, 직관적으로 보면 초식 동물에게 육식을 강요한 것이 원인이다. 따라서 소 외의 다른 초식성 가축에게 사용하는 동물성 사료도 위험하기는 마찬가지다. 우리 정부는 광우병 발생 지역에서 소고기를 수입한 적이 없다는 사실로 국민들을 안심시켰으나, 동물성 사료를 수입하고 있고, 육류가 함유된 음식물 쓰레기로 사료를 가공하고 있다는 점에서 우리 역시 크로이츠펠트야콥병의 안전지대가 아니다.

  영국의 BBC 방송은 공장화된 다두수(多頭獸) 사육에 문제가 있음을 지적하면서 과거의 전통 축산으로 돌아가자고 주장했고, 독일 정부는 농사를 지으면서 소규모로 가축을 기르는 유기농법을 장려할 것이라고 공표했다. 우리 역시 생계가 걸린 축산 농민뿐만 아니라 소비자들을 위해서 안전한 길을 다시 찾아야 할 것이다. 새로 찾는 그 길은 부디 환경에 순응하는 길이기를 소망한다.

인간은 초식 동물에 가깝다

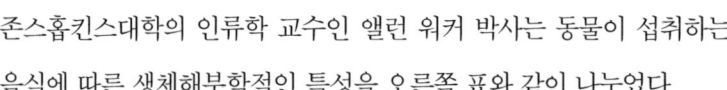

존스홉킨스대학의 인류학 교수인 앨런 워커 박사는 동물이 섭취하는 음식에 따른 생체해부학적인 특성을 오른쪽 표와 같이 나누었다.

이 표를 보건대 인간은 초식 동물에 가깝다. 따라서 육류는 항생제·호르몬·농약·방부제 등의 오염 문제가 아니더라도 인간이 자주 먹을 만한 음식이 아니다. 특히 동양인은 소장(小腸)에서 동물성 식품의 소화 흡수에 관여하는 회장(回腸)이 서양인보다 짧기 때문에 육류 섭취가 더 부담스럽다. 상대적으로 회장이 긴 서양인들도 점차 육류를 멀리하는 상황에서 왜 우리는 육류 중심의 식생활로 바뀌고 있는가.

만약 초식 동물이 육식을 한다면 기이한 현상이라며 난리가 날 텐데, 우리 인간들이 현재 그와 같은 난리 속에 있다. 초식 동물에 가까운 몸 구조를 가지고도 지나치게 육류를 즐기기 때문이다. 사랑니를 포함한 32개의 영구치에서 고기를 찢기 좋게 발달한 송곳니가 네 개

뿐인 것은, 인간이 전체 식사에서 32분의 4, 즉 8분의 1만큼만 육류를 섭취하라는 의미다. 여기에 덧붙여 나는 그 8분의 1의 육류가 오염되지 않은 것이기를 바란다. 이는 나머지 8분의 7에 해당하는 농산물도 마찬가지다.

	육식 동물	초식 동물	인 간
이 빨	고기를 찢기 좋도록 송곳니가 발달했다.	풀을 뜯기 좋도록 앞 윗니가 없고, 곡식을 갈기 좋도록 어금니가 발달했다.	과일을 베어 물기 좋은 이, 곡식을 갈기 좋은 어금니가 발달했다.
침 샘	고기를 그냥 삼키기 때문에 침샘이 적다.	반복해서 씹기 때문에 침샘이 발달했다.	반복해서 씹기 때문에 침샘이 발달했다.
위 산	육류를 소화하기 위해 강력한 위산을 다량 분비한다(인간의 11배).	위에서 오래 저장하기 때문에 보통 정도 분비한다.	위에서 약간의 위산을 분비한다.
요산 분해	육류 소화시 생기는 요산을 분해하는 효소를 분비한다.	요산 분해 효소가 분비되지 않는다.	요산 분해 효소가 분비되지 않는다.
위	형태가 단순하고 둥글다.	위가 서너 개 된다.	위, 십이지장이 있다.
장의 길이	신장 길이의 3배	신장 길이의 20배	신장 길이의 12배

무엇을 먹지 말아야 하나 10
수입 밀가루 대신 우리 밀가루를 먹자

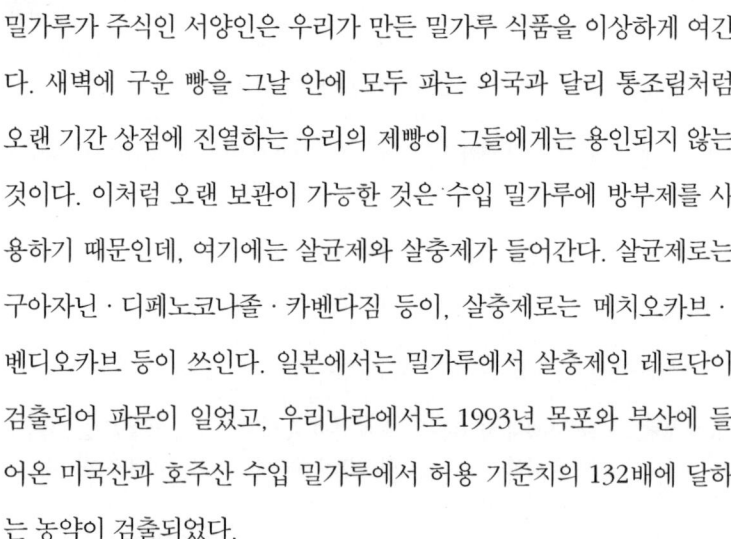

밀가루가 주식인 서양인은 우리가 만든 밀가루 식품을 이상하게 여긴다. 새벽에 구운 빵을 그날 안에 모두 파는 외국과 달리 통조림처럼 오랜 기간 상점에 진열하는 우리의 제빵이 그들에게는 용인되지 않는 것이다. 이처럼 오랜 보관이 가능한 것은 수입 밀가루에 방부제를 사용하기 때문인데, 여기에는 살균제와 살충제가 들어간다. 살균제로는 구아자닌·디페노코나졸·카벤다짐 등이, 살충제로는 메치오카브·벤디오카브 등이 쓰인다. 일본에서는 밀가루에서 살충제인 레르단이 검출되어 파문이 일었고, 우리나라에서도 1993년 목포와 부산에 들어온 미국산과 호주산 수입 밀가루에서 허용 기준치의 132배에 달하는 농약이 검출되었다.

  방부제가 몸에 해롭다는 것은 상식이다. 특히 장(腸)에 악영향을 끼쳐 면역력을 떨어뜨리는바, 장 질환자가 급증하는 것은 지나친 육류의 섭취뿐만 아니라 수입 밀가루에도 그 원인이 있다. 따라서 먹지마 건강법에서는 수입 밀가루가 들어가는 음식을 금해야 할 오염 식품으로 분류하고 있다.

예전에 몽고 환자를 치료한 적이 있었다. 심하게 몸이 부은 그는 몽고에서 심장이 나쁘다는 진단을 받았다고 했다. 그런데 진찰해 보니 부정맥(不整脈)이 나타나는 것은 사실이나 잘못된 식생활이 근본 원인이었다. 이에 밀가루가 주식인 그에게 수입 밀가루 대신 우리 밀가루를 먹이면서 치료하니 일주일 만에 부기가 완전히 빠지고 부정맥이 사라졌다. 나는 몽고에 있는 그의 부모에게서 옷을 선물로 받았는데, 그 옷은 우리 밀을 재배하는 농민들이 받아야 할 선물이다.

우리 밀가루가 수입 밀가루보다 비싸지만 건강을 생각한다면 망설일 것이 없다. 수입 밀가루는 싼 만큼 오염된 것으로, 우리 밀가루의 비싼 가격이 오히려 제값이다. 봄에 파종하고 가을에 수확하는 수입 밀과 달리 우리 밀은 가을에 파종해서 봄에 수확하므로 잡초나 해충의 피해가 심한 여름에 농약을 칠 필요가 없다. 그 덕분에 우리 밀가루의 영양이 수입 밀가루의 그것보다 더 우수하다. 강원대 최면 교수의 실험에 따르면 우리 밀가루는 수입 밀가루보다 인체 면역 기능을 두 배나 더 높이는 것으로 나타났다.

그러나 우리 밀가루가 수입 밀가루에 비해 영양이 많고 안전하다 해도 우리 민족의 주식인 쌀을 대신할 수는 없다. 우리에게는 어디까지나 쌀밥이 최고다. 밀가루 식품은 별미로 먹는 부식일 뿐이니, 우리 밀가루라 하더라도 주식으로 삼지는 말아야 한다.

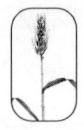 건강한 먹을거리를 위한 제안 | **밀가루**

수입 밀가루 대신 우리 밀가루를 먹자. 유기농 단체에서는 우리 밀가루뿐만 아니라 그것으로 만든 과자·빵·케이크 등도 공급하고 있는데, 다소 거칠어 처음 접하는 사람은 먹기 힘들 수도 있다. 이는 우리가 너무 부드러운 빵에 익숙해 있기 때문이다. 부드러운 빵과 과자를 만들기 위해서는 밀가루 입자를 더 작게 만들어야 하는데, 이 과정에서 영양이 우수한 씨눈과 껍질이 제거된다. 따라서 거친 빵과 과자가 오히려 건강에 좋은 것이다. 장수하는 노인들 대부분이 잡곡을 빻은 가루를 철판에 납작하게 구운 딱딱하고 거친 빵을 먹는다고 한다.

무엇을 먹지 말아야 하나 11

묵은 밀가루는 몸을 처지게 한다

"밀가루는 장(腸)과 위(胃)를 튼튼히 하고, 기력을 세게 하며, 오장(五臟)을 도우니 오래 먹으면 몸이 든든해진다."

《동의보감》에 나오는 이 말은 밀가루 먹고 싶은 마음이 절로 일게 한다. 그러나 계속되는 다음의 말을 보면 생각이 달라진다.

"묵은 밀가루는 열(熱)과 독(毒)이 있으며, 풍(風)을 동(動)하게 한다."

묵은 밀가루란 수확한 밀을 바로 제분해서 만들지 않은 것을 말하므로, 유통 기간이 긴 수입 밀가루가 여기에 해당한다. 살균제와 살충제에 의한 오염 문제가 아니더라도 묵은 밀가루를 섭취하는 것은 건강에 좋지 않다. 특히 우리나라는 밀가루 소비 속도가 빠른 서양과 처지가 달라서 묵은 밀가루의 열·독·풍을 더 조심해야 한다.

고혈압과 중풍 환자들은 공통적으로 밀가루 음식을 좋아하는데, 나는 묵은 밀가루로 야기되는 열·독·풍을 그 원인으로 꼽는다. 따라서 고혈압으로 진단되는 환자에게는 평소 밀가루 음식을 즐기는지 확인한다. 만약 그렇다면 중풍에 대한 주의와 함께 묵은 밀가루의 섭취를 금지시킨다.

미국의 퀴글리 박사는 그의 저서 《국가적인 영양실조》에서 신선한 밀가루의 중요성을 다음과 같이 강조했다.

"제분과 제빵에 대한 규칙은 다음과 같아야 한다. 즉 어느 빵집이든 빵을 굽는 날 아침에 바로 그 빵집에서 밀가루를 빻아야 한다. 집에서 쓰려고 한다면 신선한 밀가루를 우유처럼 날마다 배달시킬 수도 있을 것이다."

나는 서양인의 조로(早老), 즉 나이 마흔만 넘으면 피부가 처지는 원인을 묵은 밀가루에서 찾는다. 묵은 밀가루는 열·독·풍의 성질로 인해 축 늘어지는 성질이 있는데, 이는 피부뿐만 아니라 근육, 심지어는 몸속의 내장까지도 처지게 한다. 밀가루를 즐기는 사람들은 밀가루 반죽처럼 탄력 없이 늘어지는 피부를 갖는데, 몸 내부 역시 축 처져 있음을 짐작하게 한다. 묵은 밀가루로 인해 늘어진 위와 장, 자궁은 소화와 흡수, 생식 기능을 올바르게 수행할 수 없다. 이에 나는 만성 소화 장애, 만성 장 질환, 만성 부인과 질환, 불임 등의 원인이 묵은 밀가루에 있다고 생각한다.

이처럼 몸이 처지는데 마음이라고 온전하랴. 항상 피곤하고 의욕이 없으며 건망증이 심한 환자들 중에는 밀가루를 즐기는 사람들이 많다. 근육통을 동반하는 컴퓨터 질환 역시 전자파나 작업 자세보다 식생활에서 근본 원인을 찾을 수 있다. 컴퓨터 작업으로 밥 먹는 시간이 아까워 분식으로 끼니를 때우다가 병에 걸리는 것인데, 그것은 실제 묵은 밀가루로 인한 근육의 늘어짐, 즉 근육이 탄력을 잃어서 생기는 것이다. 아프리카 흑인들의 탄력 있는 피부의 비밀은, 묵은 밀가루가 아닌 곡물과 채소·과일 위주의 식생활에 있다.

무엇을 먹지 말아야 하나 12

소화흡수력은 체질에 따라 다르다

"녹두 · 돼지고기 · 밀가루를 금해야 합니다."

이것은 환자들이 한의원에서 흔히 듣는 주의 사항이다. 한약을 복용할 때 밀가루를 금하는 것은 그것이 소화에 부담을 주어 한약 흡수를 저해하기 때문이다.

그런데 밀가루의 소화 흡수에는 체질에 따라 차이가 있으니, 음인(陰人)에게는 소화가 어려워 문제이고, 양인(陽人)에게는 소화가 너무 잘되어 문제다. 묵은 밀가루의 처지는 성질은 위(胃)의 늘어짐 즉 위하수(胃下垂)를 야기하므로, 양기(陽氣)가 부족한 음인은 위무력(胃無力)에 따른 소화 장애에 걸리기 쉽다. 또한 밀가루를 소화하는 데에 많은 수분을 요구하여 수액(水液) 대사를 힘들게 함으로써 소화의 어려움을 가중시킨다.

반면 위가 열(熱)하여 소화력이 좋은 양인은 밀가루의 흡수가 너무 빨라 당뇨 발생이 염려된다. 당뇨란 섬유질 부족에 따른 영양의 갑작

스런 흡수로 인해 인슐린 분비에 이상이 생기는 질병인데, 섬유질이 제거된 정백 밀가루는 바로 흡수되는 까닭에 혈액 내의 인슐린 불균형을 초래하여 췌장에 큰 부담을 준다. 밀가루 식품을 먹은 뒤에 쉬이 허기지는 것은 이와 같은 과정에 따른 저혈당 상태로서, 체질이 열한 양인에게 나타나는 증상이다.

당뇨는 한의학에서 소갈(消渴)이라 부르듯이 몸이 건조해서 생기는 병이다. 따라서 소화 과정에서 수분 소모가 많아 몸을 건조하게 만드는 밀가루, 특히 열성(熱性)을 지닌 묵은 밀가루는 해롭다. 이런 까닭에 당뇨 환자는 밀가루를 금해야 한다. 서양에 당뇨 환자가 많은 것은 그들이 정백 밀가루를 주식으로 삼기 때문이다. 이에 미국에서는 당뇨 환자에게 섬유질이 풍부한 통밀이나 쌀과 콩을 권하고 있다.

우리는 섬유질의 단단한 껍질이 제거된 정백 밀가루를 주로 먹고 있다. 이러한 정백 밀가루의 문제는, 벗겨 낸 밀 낟알의 껍질과 씨눈에 많은 영양소가 들어 있다는 점이다. 1941년 영국에서는 전쟁으로 식량이 부족해지자 밀 껍질을 덜 벗겨 먹게 했는데, 그 결과 전쟁 때의 영양 부족을 감안하더라도 당뇨로 사망하는 경우가 반으로 줄었다. 이는 제분을 하는 데에 신선도 못지않게 섬유질이 함유된 자연 상태의 밀가루가 중요함을 말해 준다. 결론적으로 우리는 묵은 것보다 신선한 밀가루를, 정백 밀가루보다 통밀을 선택해야 한다. 물론 농약으로 오염되지 않아야 함은 기본이다.

밀가루를 즐기는 환자는 침(鍼)에 대한 반응도 독특하다. 침의 통증을 덜 느끼고, 침을 뽑을 때에도 피가 잘 난다. 이는 묵은 밀가루로 늘어진 근육과 부은 살이 침의 따가움을 느끼지 못하게 하는 것이고, 탄력을 잃은 혈관이 침 자극으로 쉽게 터지기 때문이다. 먹지마 건강법을 실천하는 환자들은 갈수록 침이 아프다고 말하는데, 이는 피부와 근육이 탄력을 되찾아간다는 증거다. 살짝 부딪혀도 멍이 드는 약한 혈관 탓에 뇌출혈이라는 최악의 결과가 초래되는 현실에서 먹을거리의 중요성을 다시금 되새겨 본다.

무엇을 먹지 말아야 하나 13

인스턴트 식품에 대해서는 긴말이 필요 없다

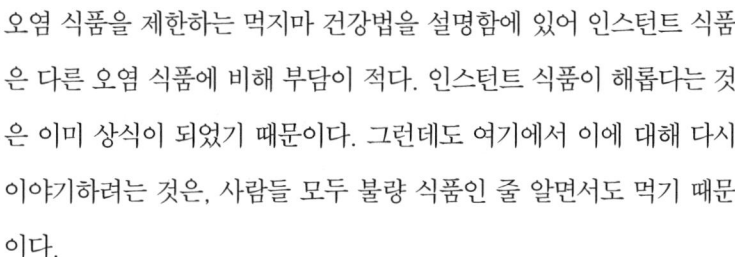

오염 식품을 제한하는 먹지마 건강법을 설명함에 있어 인스턴트 식품은 다른 오염 식품에 비해 부담이 적다. 인스턴트 식품이 해롭다는 것은 이미 상식이 되었기 때문이다. 그런데도 여기에서 이에 대해 다시 이야기하려는 것은, 사람들 모두 불량 식품인 줄 알면서도 먹기 때문이다.

"인스턴트 식품은 건강식품이 아니다"라는 막연한 설명만으로는 부족하다. 1977년 미국 의회에 제출된 〈음식물 섭취 지침서〉에는 "인스턴트 식품에 의존하지 않는다"라는 문구가 명시되어 있다. 이러한 지침서가 나오게 된 것은 당시 심장 질환 사망률이 전체의 40퍼센트, 암 사망률이 25퍼센트나 된다는 배경이 있었다.

이와 같은 만성 질환은 미국에서 〈음식물 섭취 지침서〉가 등장한 지 20년이 훨씬 지난 지금까지도 전혀 개선되지 않고 있다. 그런데 서양의 외식 문화를 여과 없이 받아들이는 우리나라는 현재 미국보다 심각하다. 미국에서는 식생활 개선 운동을 통해 사양길에 접어든 패스트푸드 사업이 우리나라를 부흥의 전초 기지로 삼고 있는 것이다.

패스트푸드점마다 넘쳐나는 사람들, 편의점과 슈퍼마켓에 화려하게 진열되어 있는 식품들, 길거리에 줄지어 선 군것질 노점들, 쉬는 시간만 되면 청량음료 자판기로 몰려드는 학생들, PC방 구석에 쌓인 컵라면 그릇 등 우리에게 인스턴트 식품 문화가 익숙한 풍경으로 자리 잡은 지는 오래다. 그러나 손에 인스턴트 식품을 오래 쥐고 있을수록 병원에는 환자가 늘어난다. 심장병·고혈압·당뇨·암 등의 성인병은 물론이고, 학습 저하, 교실 붕괴, 비행 청소년과 같은 사회적 병리 현상도 인스턴트 식품에서 야기됨을 인식해야 한다.

이에 미국에서는 성인병 환자의 식이요법을 개발하여 가공 식품을 금하고 있고, 정신병원, 문제아 교화소, 교도소 등에서도 인스턴트 식품을 차단함으로써 놀라운 성과를 얻고 있다. 이처럼 미국에서는 1970년대부터 인스턴트 식품의 문제를 인식하고 이를 적극적으로 멀리하고 있는데 우리는 어떠한가. 인스턴트 식품의 해로움을 단지 머릿속으로만 생각할 뿐 몸으로 실천하고 있지는 않다.

'육류＋밀가루＋첨가물＋화학조미료＝인스턴트 식품.'

값싼 동물성 지방과 정백 밀가루를 재료로 삼고, 여기에 설탕과 소금으로 맛을 내면서 온갖 첨가물로 치장하는 인스턴트 식품은 오염 식품 가운데 단연 으뜸이다. 따라서 먹지마 건강법에서 인스턴트 식품과의 타협은 없다. 육류나 밀을 주식으로 하는 나라는 있어도 인스턴트 식품을 주식으로 하는 나라는 없다. 인스턴트 식품은 민족적 특성이나 국가적 관습이 아닌 현대 문명의 병폐이기 때문에 적당히 타협할 수 없다. 나는 병세가 가벼운 환자들에게까지 육류와 밀가루 식품을 일절 금하라고 말하지 않는다. 그러나 인스턴트 식품만큼은 먹지 않도록 요구한다. 인스턴트 식품의 해로움에 관해서는 긴말이 필요 없기 때문이다.

건강한 먹을거리를 위한 제안 | **인스턴트 식품**

인스턴트 식품의 대안은 다양한 간식을 개발하는 데 있다. 인스턴트 식품이 주로 아이들 간식으로 섭취되기 때문이다. 섬유질이 풍부한 식단이라면 하루 세 끼로도 포만감을 느끼므로 별도의 간식이 필요 없지만, 활동량이 많은 아이들에게는 간식이 필요할 것이다. 간단하게는 삶은 감자, 고구마, 옥수수 등이 좋으나, 어머니의 정성이 담긴 간식을 원하는 이들을 위해 다음의 몇 가지 간단한 요리법을 소개한다.

● **개떡**

1 | 우리 밀가루 적당량에 흑설탕을 조금 넣고 끈기가 나게 오래 젓는다.
2 | 여기에 불린 울타리 콩을 넣어서 베 보자기에 올려 얇게 펴서 김이 오르게 푹 찐다(찌기 전 베 보자기를 물에 꼭 한 번 헹구

어야 찌꺼기 없이 잘 떨어진다).

● 감자떡

1 | 감자 4개 정도를 껍질을 까서 건더기와 즙을 분리하고, 즙은 가라앉혀 녹말을 분리한다.
2 | 녹말에 밤, 콩, 감자 건더기, 흑설탕을 섞어 반죽해서 30분 정도 찐다.

● 현미가래떡

1 | 현미를 씻어 일어 하루 정도 불렸다가 물기를 빼 방앗간에 가져간다(집에서 천연 소금을 조금 준비해 가는 게 좋다).
2 | 쑥을 제철에 준비해 두었다가 가래떡 뺄 때마다 넣어도 좋다.
3 | 방앗간에서 막 빼온 가래떡을 그냥 먹거나 조청에 찍어 먹는다.

● 찹쌀채소주먹밥

1 | 찹쌀을 씻어 두 시간 정도 물에 불린다.
2 | 찜기에 면보를 깔고 찹쌀을 약 30분 정도 찐다(중간에 소금물을 약간 뿌려 주며 한 번 뒤집는다).
3 | 양배추 3장, 당근 1/2개, 표고버섯 4장, 양파 큰 것 1/2개, 마늘 등을 잘게 다진다.
4 | 다진 채소를 진간장 · 소금 · 참기름으로 간을 하여 프라이팬에 물기가 없어질 때까지 볶는다.
5 | 밥이 준비되면 면장갑과 그 위에 다시 일회용 비닐 장갑을 낀 다음, 장갑에 참기름을 약간 묻히고 찹쌀을 적당량 떠서 얇게 손바닥에 편다.
6 | 준비된 속을 넣고 동그랗게 말아서 놓는다(이때 볶은 깨에 굴리거나 김을 부수어 묻혀도 된다).
7 | 식은 주먹밥을 랩에 싸서 한 개씩 먹을 수 있도록 만든다.

무엇을 먹지 말아야 하나 14

인스턴트 식품에는 보이지 않는 설탕이 있다

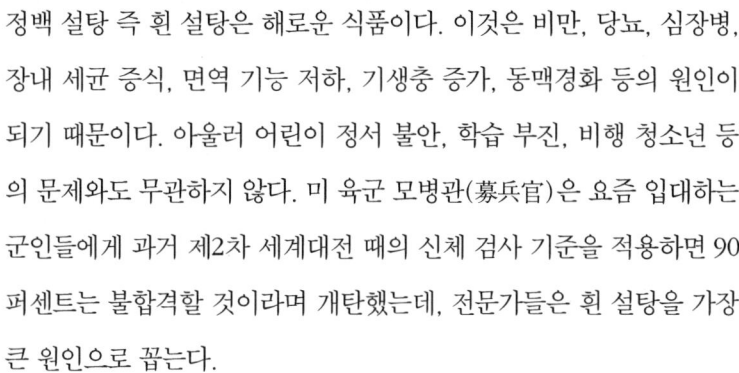

정백 설탕 즉 흰 설탕은 해로운 식품이다. 이것은 비만, 당뇨, 심장병, 장내 세균 증식, 면역 기능 저하, 기생충 증가, 동맥경화 등의 원인이 되기 때문이다. 아울러 어린이 정서 불안, 학습 부진, 비행 청소년 등의 문제와도 무관하지 않다. 미 육군 모병관(募兵官)은 요즘 입대하는 군인들에게 과거 제2차 세계대전 때의 신체 검사 기준을 적용하면 90 퍼센트는 불합격할 것이라며 개탄했는데, 전문가들은 흰 설탕을 가장 큰 원인으로 꼽는다.

 과일이나 꿀과 같은 천연 당분은 섭취 후 몸에 서서히 흡수되어 에너지로 완전 연소되지만, 사탕수수의 거의 모든 섬유질과 단백질이 제거된 인공 당분인 흰 설탕은 빠르게 흡수되어 체내 혈당이 갑자기 치솟게 된다. 이는 인슐린을 과다 분비시켜 혈당이 급격히 떨어지는 저혈당 증세를 유도한다. 피곤 · 두통 · 집중력 저하 · 불안 · 초조 등의 증상을 나타내는 저혈당은, 설탕을 더욱 탐닉하게 만들어 당뇨병을 부른다. 또한 설탕을 완전 연소하는 데에 필요한 비타민 B군이 모두 소모되면 유산이라는 산성 물질이 몸에 대량 축적되는데, 이것은 성인병의 원인인 혈액 산성화의 주범이다.

현재 흰 설탕은 인스턴트 식품에 숨어서 우리 몸에 매일 침투하고 있다. 전체 설탕 소비량 중 가정용 소비는 5분의 1에 불과하며, 나머지 5분의 4는 인스턴트 식품에서 소비되고 있다. 우리는 엄청난 양의 설탕을 인스턴트 식품이라는 '보이지 않는 설탕'으로 먹어 온 것이다. 예컨대 아이스크림은 33퍼센트가 설탕이고, 콜라 한 병에는 여러 숟가락의 설탕이 들어간다. 아기의 분유와 이유식, 각종 군것질거리 모두가 설탕으로 맛을 낸다.

이런 상황에서 설탕의 소비량이 급증하는 것은 당연하니, 1900년경 선진국을 기준으로 개인당 연간 3.2킬로그램을 소비하던 설탕을 오늘날에는 무려 56킬로그램이나 먹고 있다. 세상천지가 온통 설탕 절임인 것이다. 불쾌하게 끈적이는 설탕 절임 속에서 건강하기를 바라지 말자. 우리는 흰 설탕의 소비 증가와 성인병의 증가는 비례한다는 사실을 직시해야 한다.

한의원에는 아이가 밥을 잘 먹지 않는다며 보약을 찾는 부모들이 많이 내원한다. 이때 나는 식생활을 바꿔 볼 것을 권한다. 아이가 편식하는 것은 선천적으로 소화기가 약해서가 아니라 인스턴트 식품의 단맛에 길들여져 밥을 멀리하기 때문이다. 이런 아이에게 인스턴트 식품을 계속 주다가는 단맛을 통한 포만감으로 밥을 더 싫어하게 된다. 따라서 밥 잘 먹는 건강한 아이를 바란다면 흰 설탕으로 절여진 인스턴트 식품은 먹지 못하게 해야 한다.

무엇을 먹지 말아야 하나 15
인스턴트 식품에는 보이지 않는 소금이 있다

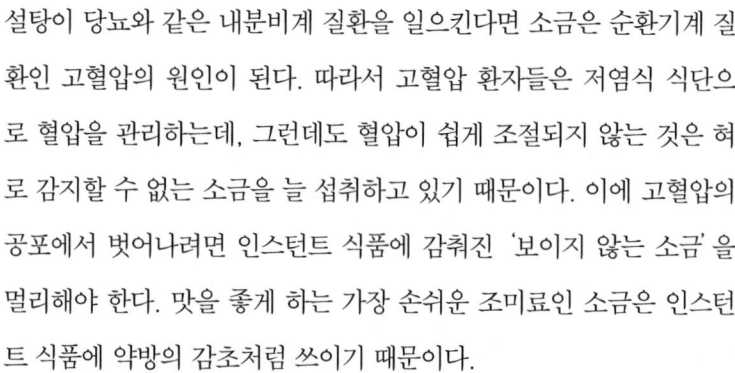

설탕이 당뇨와 같은 내분비계 질환을 일으킨다면 소금은 순환기계 질환인 고혈압의 원인이 된다. 따라서 고혈압 환자들은 저염식 식단으로 혈압을 관리하는데, 그런데도 혈압이 쉽게 조절되지 않는 것은 혀로 감지할 수 없는 소금을 늘 섭취하고 있기 때문이다. 이에 고혈압의 공포에서 벗어나려면 인스턴트 식품에 감춰진 '보이지 않는 소금'을 멀리해야 한다. 맛을 좋게 하는 가장 손쉬운 조미료인 소금은 인스턴트 식품에 약방의 감초처럼 쓰이기 때문이다.

소금의 지나친 섭취가 해로운 것은 상식이다. 그런데도 조리 과정에서 적지 않은 소금이 사용되고 있다. 특히 인스턴트 식품에는 각종 나트륨인 식품첨가물이 들어가 짠맛과는 별개로 소금 성분이 많다. 예컨대 라면 한 봉지에는 성인의 하루 나트륨 제한량의 3분의 2에 해당되는 5그램 내외의 소금과 식품첨가물이 들어간다. 따라서 아이들이 라면을 먹으면 하루에 필요한 소금 양이 바로 충족되니, 하루 전체를 놓고 보면 소금 섭취가 과도해질 수밖에 없다.

  고혈압 환자에게는 인스턴트 식품의 보이지 않는 소금 즉 나트륨이 음식의 조리 과정에서 쓰이는 소금 문제보다 더 심각하다. 소금을 줄여 저염식 식단을 짜더라도 모든 인스턴트 식품을 금하지 않으면 나트륨으로 인해 혈압이 높아지기 때문이다. 반면 저염식 식단과 함께 인스턴트 식품을 금하면 혈압이 곧 안정된다. 결국 먹지마 건강법이 혈압을 정상적으로 유지시키는 것이다.

  인스턴트 식품에 감춰진 소금은 아이들에게 더 심각하다. 그것은 인스턴트 식품에 친숙한 아이들을 일찌감치 고혈압 환자로 만들기 때문이다. 20, 30대의 고혈압 환자가 급증하는 것은 인스턴트 식품의 해로움을 실감하게 한다. 게다가 인스턴트 식품의 나트륨 탓에 목이 마르면 청량음료를 마시게 되니, 보이지 않는 소금은 곧 보이지 않는 설탕을 부른다.

  이처럼 인스턴트 식품에 매복된 소금과 설탕은 아이들을 아프게 해 당뇨·고혈압·중풍·심장병 등의 성인병을 연소화(年少化)하고 있다. 따라서 인스턴트 식품을 금하지 않고서는 아이들의 건강한 미래를 기대할 수 없다. 조기 유학이나 과외에 쏟는 열정의 반만이라도 자녀들의 식생활 개선에 신경을 쓴다면 막대하게 낭비되고 있는 의료비 지출을 줄일 수 있을 것이다.

무엇을 먹지 말아야 하나 16

자연식도 인스턴트화되고 있다

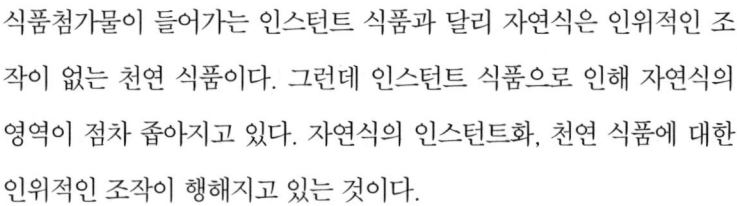

식품첨가물이 들어가는 인스턴트 식품과 달리 자연식은 인위적인 조작이 없는 천연 식품이다. 그런데 인스턴트 식품으로 인해 자연식의 영역이 점차 좁아지고 있다. 자연식의 인스턴트화, 천연 식품에 대한 인위적인 조작이 행해지고 있는 것이다.

똑같은 크기로 반질반질 보기 좋게 진열된 과일과, 예술품처럼 정갈하게 다듬어진 채소. 이제 과일이나 채소처럼 자연식으로 믿어 왔던 것도 공장의 통조림과 다를 바 없어졌다. 벌레 먹은 구멍은 찾을 수 없고, 흙도 묻어 있지 않으며, 누렇게 바랜 부분도 없이 물감을 칠한 것처럼 색깔이 뚜렷하고, 니스칠을 한 듯 반짝이는 것이 과연 자연식일까. 밭농사를 지어 본 나의 경험으로 볼 때 시중에 유통되는, 굽지 않고 날씬하게 쭉 뻗은 오이나 손바닥만한 깻잎, 길쭉하게 살이 통통한 콩나물 등은 인위적인 조작 없이는 불가능하다.

오이는 품질·형상·색채·광택에 의해 A와 B의 두 가지 등급으로 구분되는데, 굽은 정도가 2센티미터 이내면 A등급, 4센티미터 이내면 B등급, 그리고 4센티미터 이상 구부러지면 규격 외로서 중결점 채소와 경결점 채소로 나뉜다. 가격 차이도 뚜렷하여, 굽은 오이는 똑바른 오이의 절반 값이다. 이 때문에 농가는 똑바른 오이를 만들려고 노력할 수밖에 없다. 중간 부위의 표면에 작은 돌기와 가시가 있고, 속도 단단해서 몸이 중간에서 자연스레 굽게 되는 오이를 늘씬하게 만들기 위해 오이 하나 하나의 끝 부분에 무거운 봉을 달고, 쉽게 굽는 중간 부위에 성장촉진제를 바르는 인위적인 조작을 하는 것이다.

이것은 아리요시 사와코의 소설 《복합오염》에 나오는 내용이다. 늘씬하게 쭉 뻗은 오이를 만들기 위해 필사적으로 노력하고, 수확 후에는 크기·길이·품위에 따라 종류별로 추려 내는, 농사 본래의 작업보다 배 이상의 시간이 걸리는 이런 작업을 우리 역시 마찬가지로 하고 있다.

이처럼 모든 채소와 과일이 크기·색깔·윤기에 따라 정해진 규격에 의해 값이 매겨짐에 따라 이윤을 위한 인위적인 조작이 벌어지고 있는데, 이렇게 생산된 자연식은 인스턴트 식품과 다를 바 없다. 크기가 뒤섞이고 흙이나 꽃가루가 묻었더라도 큰 상자에 담아 그냥 무게로 매매한다면 농가의 인위적인 조작에 따른 수고를 덜 수 있고, 소비자도 신선하고 안전한 자연식을 먹을 수 있을 텐데 말이다.

나는 환자들에게 자연식을 권할 때 단순히 채소와 과일을 먹으라고 말하지 않는다. 그것은 반드시 인위적으로 조작되지 않은 유기 농산물이어야 함을 강조한다. 이제 유전자 조작 식품의 등장으로 인위적인 조작이 극에 달했다. 이러한 먹을거리의 오염 속에서 건강을 지키는 궁극적인 방법은, 다소 비싸더라도 유기 농산물을 이용하여 우리 농민들로 하여금 인위적인 조작의 수고에서 벗어나게 하는 것이다. 유기농을 하는 농민들은 넓은 의미에서 의료인이다. 어려운 상황에서 국민 건강을 지켜 주는 그들의 노고가 없다면 먹지마 건강법의 실천도 불가능할 것이다.

무엇을 먹지 말아야 하나 17

먹을거리를 식품첨가물에서 해방시켜야 한다

"식품의 제조·가공·보존을 위해 식품에 첨가·혼합·침윤시키는 물질."

이것은 '식품첨가물'에 대한 사전적인 정의다. 먹을거리는 이러한 식품첨가물의 사용 유무에 따라 자연식과 가공식으로 나눠지는데, 인스턴트 식품의 유해성은 이 식품첨가물에서 비롯한다. 따라서 인스턴트의 식품의 유혹에서 벗어나려면 이 식품첨가물에 대한 올바른 인식과 경계가 필요하다.

현재 우리나라에서는 화학합성물 381종, 천연첨가물 161종, 혼합제제 7종 등 모두 549종에 달하는 식품첨가물이 사용되고 있다. 다음 내용을 보면 인스턴트 식품을 먹을 기분이 나지 않을 것이다.

보존제 | 세균의 성장을 억제하여 식품의 부패와 변질을 방지한다.
⇨ 발암 물질. 간(肝)에 악영향을 끼친다.

살균제 | 식품을 살균한다.
⇨ 발암 물질. 피부염, 고환 위축, 유전자 파괴 등을 일으킨다.

산화방지제 | 산소에 의한 지방과 탄수화물 식품의 변질을 방지한다.
⇨ 발암 물질.

착색제 | 식품의 색을 보기 좋게 한다.
⇨ 발암 물질. 간 · 혈액 · 콩팥 · 뇌 장애 등을 일으킨다.

발색제 | 식품의 색을 선명하게 한다.
⇨ 간암, 빈혈, 호흡 기능 저하, 구토, 발한, 의식 불명 등을 일으킨다.

탈색제 | 식품의 색을 하얗게 만든다.
⇨ 기관지염, 천식, 위점막 자극, 신경염, 순환기 장애 등을 일으킨다.

감미료 | 설탕의 수백 배의 단맛을 낸다.
⇨ 발암 물질. 소화기 장애, 콩팥 장애 등을 일으킨다.

화학조미료 | 식품의 맛을 강화한다.
⇨ 뇌혈관 장애, 성장 호르몬, 생식 기능, 갑상선 장애 등을 일으킨다.

팽창제 | 빵이나 과자를 부풀게 한다.
⇨ 카드뮴, 납 등 중금속 중독을 일으킨다.

안정제 | 고체와 액체가 분리되지 않도록 결합시킨다.
⇨ 중금속 배출을 방해한다.

위의 내용을 종합해 보면 식품첨가물은 장과 간에 큰 부담을 주고, 암 유발 가능성까지 갖고 있다. 이런 첨가물이 들어가는 인스턴트 식품이 과연 음식인가. 인스턴트 식품을 철저히 금한 환자를 보면 장과 간 기능부터 좋아지는 것을 확인할 수 있다. 따라서 간이 나빠진다는 속설 때문에 한약조차 멀리하는 사람들이 인스턴트 식품을 가까이 하는 것은 답답한 노릇이다.

전문가들은 기준치를 내세워 첨가물 사용이 무해하다고 소비자들에게 말한다. 그러나 이는 호흡기나 배설 기관을 통해 배출되지 않는 첨가물이 인체에 축적되는 것을 고려하지 않은 말이다. 게다가 안전하다고 믿었던 것이 몇 년 뒤에 유해 물질로 판명되는 사례를 볼 때 신뢰하기 힘든 말이다.

언론을 통해 무슨 질환이 급증했다는 보도를 접하면 인스턴트 식품부터 의심해 볼 필요가 있다. 상점에 진열된 식품치고 첨가물 없는 것이 드문 현실에서 건강해지려면 상점으로 향하는 발걸음 자체를 자제할 수밖에 없다. 따라서 식품에 대한 선택의 폭을 넓히려면 우리 먹을거리를 식품첨가물에서 해방시켜야 한다. 집 근처에 화학물 처리 공장이 들어선다면 누구나 반대할 것이다. 그런데 인스턴트 식품으로 인해 자신의 뱃속에 화학물이 쌓여 가고 있는 것은 모르고 있다.

무엇을 먹지 말아야 하나 18

튀김류를 멀리하면 머리가 좋아진다

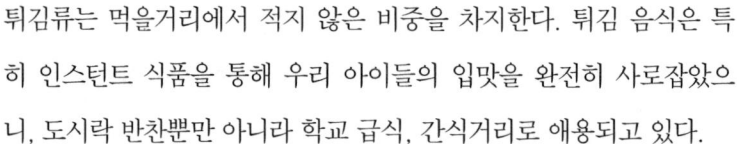

튀김류는 먹을거리에서 적지 않은 비중을 차지한다. 튀김 음식은 특히 인스턴트 식품을 통해 우리 아이들의 입맛을 완전히 사로잡았으니, 도시락 반찬뿐만 아니라 학교 급식, 간식거리로 애용되고 있다.

그런데 이러한 튀김류는 공업적으로 정제된 식용유를 사용한다는 점에서 심각한 문제를 안고 있다. 정제 식용유는 그것이 순수한 식물성 기름이라 해도, 그 속에 함유된 불포화 지방산이 산화하여 맹독성의 '과산화지질'로 변하는 것을 억제하는 비타민 E · 레시틴 · 셀레늄을 제거하고 대신 합성 항산화제인 BHA · BHT 등을 첨가한 것이다. 그런데 BHA나 BHT는 첫 번째 튀김 과정에서 소실되므로 이후에 튀기는 식품은 그 덕을 볼 수 없다. 따라서 오래된 기름으로 튀기거나 튀긴 뒤 시간이 경과한 튀김은 건강에 나쁘다. 이처럼 동물성은 물론 식물성 기름도 문제이니, 식물성 기름을 사용하므로 몸에 좋다는 인스턴트 식품의 광고는 올바르지 않은 것이다.

과산화지질은 동맥경화·심장병·간장병·신장병·암·노화 등의 원인이 된다. 과산화지질이 단백질과 결합하여 만들어지는 '리포푸스친'은 노화 물질로서, 뇌세포에 침착하면 기억력이 쇠퇴하고 판단력이 흐려져 노망이 든다. 공부하는 학생일수록 튀김류를 멀리해야 함은 이와 같은 이유에서다. 아울러 어른도 성인병 예방과 치료 차원에서 튀김류를 제한해야 한다.

1991년 미국 의학계는 15년간 매일 달걀 25개씩 삶아 먹고도 고콜레스테롤 증상이나 동맥경화를 찾아볼 수 없었던 88세의 노인에게서 중대한 사실을 밝혀냈다. 그것은 혈 중에 콜레스테롤이 상승한다고 무조건 동맥경화가 발생하는 것이 아니라, 고콜레스테롤 음식을 기름에 튀기거나 구울 때 산화한 콜레스테롤이 상처 난 동맥 내벽에 붙어 동맥경화를 촉진한다는 점이다. 따라서 삶은 달걀보다 달걀 프라이처럼 기름을 사용한 음식이 건강에 해롭다.

인스턴트 식품 세대인 나도 튀김 음식을 무척 좋아했다. 덕분에 지금까지도 얼굴에 그 흔적이 있으니, 기미처럼 거뭇거뭇한 자국이 그것이다. 가까이 보아야 표시가 나지만 이 노화 물질이 뇌에도 침착하여 정신 활동을 둔화시키는 것은, 정신 집중을 요구하는 의료인에게 큰 부담이다. 자녀의 성적을 걱정하는 부모나 치매를 염려하는 중년 환자들은 튀김류를 멀리해야 한다. 부디 튀김 음식을 배짱 있게 즐기는 사람이 적어지기를 희망한다.

건강한 먹을거리를 위한 제안 | **식용유**

식용유보다는 현미유(미강유)나 전통적으로 애용해 온 참기름·들기름을 사용하는 것이 좋다. 콩을 원료로 하는 식용유와 달리 현미유는 쌀겨에서 만드는데, 식용유에 비해 쉽게 산화하지 않아 한 번 사용한 기름은 보관했다가 세 번 정도 더 사용할 수도 있다. 현미유는 유기농 단체에서 구입하면 된다.

참기름에는 자연 항산화제인 '세사몰'이 들어 있어 산화 방지가 우수하나, 불량 참기름이 유통되기도 하므로 이 역시 유기농 단체에서 구입하는 것이 좋다.

무엇을 먹지 말아야 하나 19

밥이 보약이라는 이야기는 옛말이다

밥이 보약이라는 말은 누구나 어린 시절부터 들어 온 바다. 식의(食醫)를 자청하는 나도 밥을 보약처럼 소중히 여겨 왔는데, 환경 문제에 눈을 뜨면서 밥이 단순히 보약만은 아님을 알게 되었다. 그것은 쌀 재배 과정에서 사용하는 농약 때문이다. 이 문제는 오래 전부터 알려진 탓에 오히려 그 심각성이 공론화되지 못하고 있으나, 우리의 주식이 농약으로 오염되어 있다면 의당 해결책을 찾아야 한다. 농민에게 감사의 마음을 갖기보다 이처럼 딴지를 거는 것이 죄송하지만, 다음의 《한살림》 자료를 보면 밥이 보약이라는 것은 이미 옛말이 되었음을 알 수 있다.

농약은 농작물의 정상적인 생육에 필요한 필수 성분이 아니라 작물의 생장에 방해가 되는 유해 생물을 방제하기 위한 것이다. 농약이 이처럼 방제가 목적인 만큼 대부분의 농약은 고유의 독성을 갖고 있다. 그 독성은 농약을 친 땅에 살고 있는 이로운 벌레에도 영향을 미치며, 또한 잔류 농약은 생태계 순환을 통해 모든 생물체에 영향을 끼친다.

그렇다면 일반 농법에서는 농약을 얼마나 사용할까? 농촌지도소의 '벼 증산 지침'에 따르면 벼농사 일모작에는 대여섯 차례 비료를 치고, 농약도 적어도 대여섯 차례 뿌리게 되어 있다. 그러나 이것은 기본적인 횟수일 뿐 특별히 다수확을 노리거나 날씨가 고르지 못해 병충해가 극성을 부리면 열다섯 차례 넘게 농약을 치기도 한다. 또 다수확이 목적이 아니더라도 순전히 비료에 기대는 오늘날의 '지력수탈식' 농법에서는 많은 비료가 소요되는데, 그 많은 비료는 많은 농약을 반드시 동반한다.

실제 벼농사의 과정을 보면 다음과 같이 농약을 친다. 우선 벤레이트·호마이 같은 약으로 종자 소독을 하고, 이어서 모판에 밑비료를 주면서 타크라는 살초제를 뿌리고, 다시 웃비료를 주며 키타진·다치가렌·호리치온 같은 병충 약제를 뿌린다. 본답에서는 밑비료·가지치기비료·이삭비료·알비료 같은 화학 비료를 또 서너 차례 치고, 마세트 같은 살초제와 다양한 종류의 병충 약제를 뿌린다. 즉 부라에스·가스가민·히노산·후치왕·빔 같은 잎도열병과 이삭도열병 약과, 네오소아진·바리문 같은 잎집무늬마름병 약과, 엠아이피시·세빈·다이아톤·밧사 같은 벼멸구 약과, 엘산·시디알·파프 같은 매미충 약과, 모캡 같은 심고선충 약과, 스미치온·노바치온 같은 일화명충 약을 친다. 게다가 한 번에 이것저것 섞어 치므로 치는 횟수를 줄여도 적어도 여섯 번에 걸쳐 열일곱 가지가 넘는 맹독성 농약을 뿌리는 것이다.

이 자료는 우리 쌀이 농약에 얼마나 노출되어 있는지를 보여 준다. 따라서 앞으로는 쌀도 유기 농산물로 선택하자. '밥이 보약'이라는 옛말은 이제 '유기농 쌀로 지은 밥이 보약'이라는 말로 바뀌어야 한다.

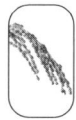

건강한 먹을거리를 위한 제안 | 쌀

쌀은 메뚜기가 뛰어다니고 물가에는 가재가 헤엄치는 논에서 수확한 것을 고르자. 유기농 단체에서는 농약을 전혀 쓰지 않고 오리가 김을 매어 재배한 쌀을 구입할 수 있다.

일반 쌀에서 농약의 피해를 줄이려면, 쌀을 불릴 때 썼던 물은 버리고 새로운 물로 밥을 짓는다. 밥을 지을 때 도정하지 않은 통보리를 섞어도 좋다. 보리에는 섬유질이 많은데, 이것이 잔류 농약을 흡착하여 몸 밖으로 배출시키기 때문이다.

농약은 쌀의 안쪽보다는 바깥쪽에 대부분 잔류하므로 흰 쌀 대신 현미를 살 때에는 반드시 유기농을 찾아야 한다. 현미를 처음 먹기 시작하는 사람들은 다음 사항을 참고하자.

· 처음부터 현미만 먹지 말고 흰 쌀에 현미를 섞어 가며 점차 그 비율을 높인다.
· 완전 현미가 부담스러우면 5분 도미나 7분 도미를 먹는다.
· 현미는 밥 짓기 전에 충분히 물에 불려야 한다.
· 밥을 지을 때에는 비교적 뜸을 많이 들인다.

무엇을 먹지 말아야 하나 20

과일·달걀·우유는 진정한 건강식품인가

육류·밀가루·인스턴트 식품의 오염에 대해 설명하면서 섭취를 제한하면 환자들은 그 해로움에 수긍하면서 순순히 따른다. 그러나 과일·달걀·우유까지 제한하면 상황이 달라진다. 건강식품으로 여기는 것을 문제 삼기 때문이다. 따라서 과일·달걀·우유가 과거와 달리 왜 이 시대에는 건강식품이 될 수 없는지를 살펴보고자 한다.

과일은 비타민의 보고로서 오랫동안 건강식품으로 인정받아 왔다. 그러나 그 실체를 보면 앞서 설명한 쌀처럼 많은 약품이 사용되고 있다. 유통 과정에서의 손상이 염려되어 덜 익은 것을 따서 판매 장소에 모은 다음 약을 뿌려 보기 좋게 익히기도 하고, 심지어는 왁스 코팅까지 해서 상품 가치를 높이기도 한다. 요즘 과일이 속부터 썩는 것은 코팅으로 인해 과일이 숨 쉬지 못하기 때문이다. 그 밖에도 열매를 많이 맺게 하는 착과촉진제, 열매를 빨리 맺게 하는 성장촉진제, 열매가 떨어지지 않게 하는 낙과방지제, 열매가 커지게 하는 비대촉진제, 낙

엽을 떨어뜨리는 적엽제, 열매가 썩지 않게 하는 부패방지제, 해충 발생을 예방하는 저곡용 살충제, 수확한 과일이 썩지 않게 하는 과실방부제 등 재배와 유통 과정에서 뿌리는 농약은 과일을 오염 식품으로 만들었다. 그래서 농민들 사이에서는 '약(藥) 과일'이라 불릴 정도인데, 청과물 시장에 진열된 규격화되고 예쁜 과일의 대부분이 농약으로 만들어진 것이다.

과일의 농약 문제를 환자들에게 설명하면 물에 깨끗이 씻거나 껍질을 벗겨 먹으면 되지 않느냐고 한다. 그러나 이는 우기(雨期) 때 농약이 빗물에 씻기는 것을 막으려고 사용하는 계면활성제로 인해 농약 성분이 껍질 속으로 침투하는 것을 모르고 하는 이야기다. 이처럼 과일은 농약 때문에 더 이상 건강식품이 아니다.

아이들의 건강식품으로 알려진 달걀과 우유 역시 건강을 오히려 해칠 수 있다는 것을 알아야 한다. 이것들은 과일의 농약과 마찬가지로 항생제와 호르몬 같은 약물에 노출되어 있다. 육류의 항생제와 호르몬 실태는 이미 설명했는데, 달걀과 우유 역시 육류와 동일한 문제를 갖고 있다.

닭과 소의 부산물인 달걀과 우유는 오염물이 농축되는 까닭에 닭고기·소고기보다 더 조심스럽다. 따라서 먹지마 건강법에서는 달걀과 우유는 권장 식품이 아니다. 달걀을 많이 먹으면 근육이 다져지고, 우유를 꾸준히 먹으면 키가 커지는 현상은 성장 촉진 호르몬 탓이 아닐까 의심된다. 이에 나는 달걀 대신에 콩을, 우유 대신에 두유를 권하고 있다. 비록 콩이 유전자 조작 문제로 잠재적 유해성이 지적되고 있지만, 이미 오래 전부터 문제가 제기되고 있는데도 여전히 대중의 관심 밖에 있는 오염 육류의 항생제와 호르몬이 나에게는 더 큰 걱정거리다.

이런 이유로 인해 나는 과일·달걀·우유를 건강식품으로 보지 않는다. 누구나 불량 식품으로 공감하는 인스턴트 식품보다 전혀 의심 없이 오랫동안 건강식품으로 인정받아 온 과일·달걀·우유가 건강에는 더 부담스러운 것이다.

건강한 먹을거리를 위한 제안 | 과 일

제철 과일을 먹자. 3~4월에는 딸기, 5~7월에는 수박, 7~8월에는 복숭아, 8~9월에는 배, 10월에는 사과, 10~11월에는 감, 11~12월에는 귤이 제철 과일이다.

유기농 과일은 크기가 제각각이고, 모양도 울퉁불퉁 엉망이며, 광택이 나지 않아 처음 접하는 사람들은 쉽게 손이 가지 않는다. 그러나 유기농 과일은 이 점 때문에 오히려 믿음이 가는데, 중요한 것은 겉모양이 아니라 향기와 맛이다.

반면 수입 과일은 비교적 오랜 유통 과정에도 불구하고 신선도를 유지한다. 이렇게 하려면 여러 인위적인 방법이 사용된다. 따라서 수입 과일보다는 국산 과일, 특히 유기농 과일을 애용하기 바란다.

달걀

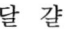

무정란보다는 유정란을 선택하자. 성숙한 암탉의 몸에서 수컷과의 수정 없이 낳는 무정란과 달리, 유정란은 암컷과 수컷이 교미해서 낳은 달걀이다. 이러한 유정란은 생명력이 있기 때문에 영양이 더 우수하다고 말하는데, 닭을 밀집 사육하면서 강제적으로 뽑아낸 달걀보다는 좋다. 유정란은 유기농 단체에서 구입할 수 있다. 손으로 돌렸을 때 잘 돌아가지 않고, 소금물에 넣으면 가라앉는 것이 유정란이다.

우유

아토피나 알레르기 질환으로 인해 우유를 대신할 수 있는 식품을 찾는 사람들이 많다. 보통 산양유를 추천하는데, 산양의 젖은 모유에 가깝고 산양 자체를 자연 상태에서 방목하는 경우가 많아 비교적 오염 걱정이 덜하다. 그런데 나는 두유를 더 권하고 싶다. 좀더 욕심을 부리자면 시중에 판매되는 것보다는 직접 집에서 만들어 먹었으면 하는데, 만드는 방법은 다음과 같다.

● **두유 만들기(4인 분량)**

재료 | 백태(메주의 주원료인 흰콩), 물, 소금, 견과류, 미숫가루 적당량

1 | 백태 반 컵 정도를 물에 세 시간 가량 불린다.
2 | 끓는 물에 불린 콩을 넣고 5분 정도 삶는다.
3 | 믹서에 삶은 콩과 물(콩의 세 배)을 넣고 간다.
4 | 3을 고운 체로 거른다.
5 | 4를 다시 믹서에 넣고 약간의 소금과 견과류(땅콩·잣·호두 등), 미숫가루를 넣고 간다.

무엇을 먹지 말아야 하나 21
생선도 안전하지는 않다

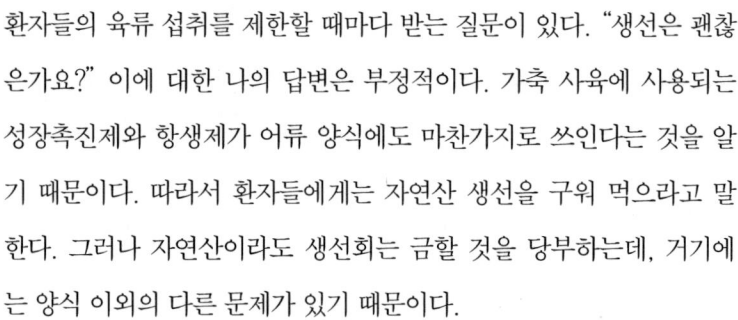

 환자들의 육류 섭취를 제한할 때마다 받는 질문이 있다. "생선은 괜찮은가요?" 이에 대한 나의 답변은 부정적이다. 가축 사육에 사용되는 성장촉진제와 항생제가 어류 양식에도 마찬가지로 쓰인다는 것을 알기 때문이다. 따라서 환자들에게는 자연산 생선을 구워 먹으라고 말한다. 그러나 자연산이라도 생선회는 금할 것을 당부하는데, 거기에는 양식 이외의 다른 문제가 있기 때문이다.
 횟집의 필수품인 수족관의 오염에 대해서는 아무도 관심이 없다. 언젠가 수족관 수질 상태가 엉망이라는 검사 결과가 발표되었는데, 그것을 기억하는 사람은 없다. 수족관의 물고기들은 오염된 물에서 기적처럼 살아 있는 셈인데, 생선회를 즐기는 사람들은 그와 같이 병든 생선을 날로 먹는 것이다.
 그렇다면 구운 생선은 괜찮을까? 양식되지 않고 강이나 바다에서 잡은 것은 먹어도 될까? 낙동강에서 잡은, 환경 호르몬에 오염된 잉어를 구워 먹을 사람은 없다. 바다도 강 못지않게 오염되어 있다. 각 지방 자치 단체가 처리 비용이 싸다는 이유에서 서해와 동해에 대량 투기한 하수 처리 슬러지에는 해양 오염의 원인인 각종 중금속이 포함되어 있다. 해류 이동이 빨라 오염이 심하지 않은 동해와 달리 서해는 해류 이동이 느린 반폐쇄형 해역이므로 오염 우려가 높다. 이처럼 환경 호르몬과 중금속으로 오염된 강과 바다에서 잡은 생선이 구웠다고 해서 안전하리라고 생각할 사람은 없을 것이다.

한 환자에게서 이상한 이야기를 들었다. 생선을 유통할 때 자꾸 퍼덕거리면 비늘과 살이 손상되어 상품성이 떨어지기 때문에 안정제를 뿌려서 생선을 얌전하게 만든다는 것이었다. 사실 여부를 확인할 수 없어서 가볍게 받아들였는데 최근에 이와 관련한 신문 기사를 접했다. 일부 수산업자들이 활어차로 역돔 등을 유통하는 과정에서 활어들이 서로 부딪혀 손상되는 것을 막기 위해 마취제를 투여한 사실이 드러난 것이다. 이에 대해 경찰은 "마취제가 투여된 물고기의 인체 유해성 여부를 국립과학수사연구소에 의뢰했으나 국내에서는 아직 이같은 사례가 없어 검증에 어려움이 있다"며 "인체 유해성이 입증되지 않을 경우 식품위생법에도 저촉되지 않아 해당 수산업자에 대한 처벌이 어렵다"고 했다. 이처럼 먹을거리에 대한 우리의 장난은 극에 달해 있으니, 이제는 불안증, 불면증 환자에게 "생선 많이 드세요"라고 할 판이다.

건강한 먹을거리를 위한 제안 | 생 선

어류도 자연산을 고르자. 그러나 자연산이라 해도 연근해안의 것은 오염이 걱정되므로 대구·참치·동태 같은 원양어와 삼치·고등어·멸치 같은 회유어가 좋다. 연체류 중에서는 오징어가 비교적 깊고 맑은 물에서 사므로 상대적으로 안전하게 먹을 수 있다.

오염 물질은 지방에 녹는 성분이 많아 생선의 지방 부위에 더 심하게 농축된다. 따라서 기름기가 많은 생선이나 생선 부위 중 내장·알·아가미 같은 지방이 많은 곳의 섭취는 신중해야 한다.

생선을 요리할 때에는 비늘과 내장을 손질하고, 내장이 붙어 있는 곳의 기름기를 제거해야 한다. 생선구이를 할 때에는 식초를 묽게 탄 물에 생선을 5분쯤 담가 두면 어느 정도 오염 물질을 해결할 수 있다.

무엇을 먹지 말아야 하나 22

청량음료보다는 순수한 물을 마시자

소아 환자를 많이 접하는 나는, 감기에 쉬이 걸리고 밥도 잘 먹지 않아서 온 아이들의 손에 청량음료가 쥐어져 있음을 자주 본다. 칼로리만 있지 영양분이 없어 'Empty Calorie 식품'이라 불리는 청량음료는, 몸에서 비타민과 미네랄을 빼앗아 아이를 피곤하게 만들고 집중력을 떨어뜨리며 입맛이 없게 한다. 또 에너지로 남은 당을 피하 지방에 쌓이게 하여 비만을 야기한다. 그뿐만 아니라 청량음료는 탄산가스 · 첨가물 · 중금속 · 강산성으로 인한 부작용도 일으킨다. 따라서 소아 질환의 치료법은 아이의 손안에 있으니, 이 근본 문제를 해결하지 않고서는 완치되지 않는다.

《한살림》자료를 통해 청량음료에 대해 좀더 살펴보자.

청량음료의 탄산가스는 강한 자극성으로 위산을 촉진시켜 소화를 일시적으로 도와주나 위산 과다나 위궤양을 심화시킨다. 그리고 위에서 장으로 배출되는 속도가 늦어져 배부른 상태가 지속되므로, 특히 어린이들은 밥을 먹지 않게 되어 영양의 불균형을 야기한다. 청량음료에는 알레르기를 일으키고 발암성이 있는 것으로 알려진 합성착색료가 들어 있고, 인공감미료인 아스파탐은 뇌종양을 일으킬 가능성이 있다고 1997년 미국에서 보고되었다. 또 방부제인 안식향산은 기준치 이하라도 몸에 쌓이면 구토 · 복통 · 설사를 일으킬 수 있고, 일부는 배설되지 않아 몸에 축적되는데, 1999년 6월에는 국내산 콜라에서 방부제가 검출되었다. 1999년 7월 22일에는 서울대학교 약대에서 청량음료와 커피 속의 납 함량이 기준치를 크게 초과했다는 연구 결과를 발표함으로써 중금속 오염이 우려되고 있다. 콜라 · 사이다는 물론이고 유산균 음료와 과즙 음료까지 강산성으로 충치 유발의 기준을 넘었는데, 이러한 산성도는 치아를 둘러싼 석회질을 벗겨내 치아를 부식시킨다. 청량음료를 마신 뒤 일시적으로 입안이 개운해지는 느낌을 받는 것은 이 때문이다.

청량음료의 대표격인 콜라의 성분을 살펴보면, 우선 인산이 문제가 된다. 인산을 계속 먹은 아이들은 난폭하고 공격적이며 부산하고 자제력이 없어지는 주의력 결핍과 과잉행동장애(ADHD)에 걸린다고 밝혀졌다. 또한 콜라는 칼슘을 빼앗아 뼈를 약하게 만든다. 그 다음으로 문제가 되는 카페인은, 섭취한 지 5분 이내에 몸 전체로 퍼져 신경조직을 자극하고 혈관을 수축 · 팽창시켜 불면증, 구토, 두통, 정서 불안, 일시적 정신 착란을 일으킨다. 톡 쏘는 느낌을 주는 아황산염은

두드러기, 구토, 설사, 숨찬 증상에서부터 혼수 상태, 뇌 손상까지 일으킬 수 있다.

나는 특히 임신부의 콜라 섭취를 반대한다. 한의학의 관점에서 볼 때 콜라는 성질이 열(熱)하므로 임신부가 속이 메슥거린다고 자주 먹으면 태아에 나쁜 영향을 준다. 임신부 질환에 황금(黃芩)이라는 찬 성질의 약이 빠지지 않는 것은 새 생명을 키우는 과정에서 생기는 열을 제어하기 위한 것인데, 콜라를 마시면 오히려 열이 가중된다. 태아가 받은 열은 장차 아토피를 포함한 알레르기 질환의 원인이 된다.

요즘에는 스포츠 음료를 포함한 기능성 음료가 우후죽순으로 등장하여 아이들이 식수처럼 마시고 있다. 우리 아이들 손에 순수한 물이 아닌 가공 음료가 쥐어진 이상 건강한 미래를 보장할 수 없다.

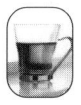

건강한 먹을거리를 위한 제안 | **청량음료**

청량음료 대신 순수한 물을 마시자. 아이들의 청량음료 섭취는 어른들의 기호 식품처럼 일종의 습관이기에 부모의 노력이 필요하다. 아이가 물 대신 청량음료만 찾으면 단맛에 쉽게 길들여져 담담한 맛을 싫어하게 되는데, 밥을 멀리하는 것도 이 때문이다. 인공의 자극적인 맛보다 물처럼 담담한 맛을 선호하게 만들어야 한다. 만약 아이가 물 외의 음수를 원하면 유기농 단체에서 판매하는 과즙이나 과일 주스, 채소 효소와 같은 건강 음료를 마시게 하자.

무엇을 먹지 말아야 하나 23

이제는 순수한 물마저도 찾기 힘들다

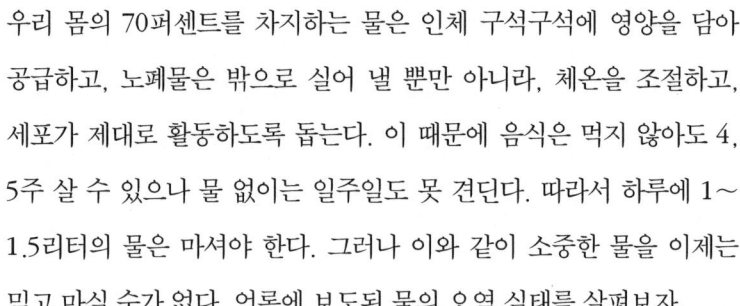

우리 몸의 70퍼센트를 차지하는 물은 인체 구석구석에 영양을 담아 공급하고, 노폐물은 밖으로 실어 낼 뿐만 아니라, 체온을 조절하고, 세포가 제대로 활동하도록 돕는다. 이 때문에 음식은 먹지 않아도 4, 5주 살 수 있으나 물 없이는 일주일도 못 견딘다. 따라서 하루에 1~1.5리터의 물은 마셔야 한다. 그러나 이와 같이 소중한 물을 이제는 믿고 마실 수가 없다. 언론에 보도된 물의 오염 실태를 살펴보자.

중금속을 함유한 폐탄광 유출수가 주요 식수원에 대량 유입되고 있다. 전국 136개 폐탄광 195개 갱구에서 6만 383톤의 폐광 유출수가 매일 한강·낙동강·금강 상류 지역으로 유입돼 총 152킬로미터의 하상(河上)이 오염되었다. 폐광 유출수는 식수에 비해 철 323배, 알루미늄 120배, 망간 12배, 황산염 3.8배 등의 중금속을 함유한 pH 5.5의 산성물이다. 강원도 영월·태백·정선·강릉·삼척 지역과 경북 문경, 전남 화순 등지에서는 돌과 물이 붉거나 희게 되는 황화와 백화 현상이 심각한 수준이다. 특히 장마철이면 하천 바닥에 가라앉은 중금속들이 하류로 쓸려 들어 팔당 등 주요 식수원의 중금속 오염을 가중시키고 있다.

전국 25개 광역 상수도 취수장을 대상으로 조사한 결과 19곳에서 환경 호르몬인 헵타클로르·엔드린·헥사클로로벤젠이 검출되었고(헵타클로르란 토양 살충제와 종자 소독용으로 사용되는, 미국 환경보호청이 분류한 발암 물질이다:저자 주), 한강의 경안천과 왕숙천, 그리고 낙동강 하류에서 비스페놀 A가 검출되었다(비스페놀 A란 음료수 캔 코팅 물질, 커튼의 방염 처리제, 컵라면 용기 등에서 검출되는 내분비계 장애 물질이다:저자주). 약 70종이 보고되어 있는 환경 호르몬은 대부분 산업용 화학 물질로서, 몸 안에서 호르몬처럼 작용하여 내분비계 기능을 방해하거나 생식 기능과 중추 신경 등에 영향을 미친다. 그것은 극소량이라도 인체에 해를 주는데, 난분해성 물질이라 수돗물에 남아 있을 수 있다. 낙동강에서 채취한 수컷 잉어 61마리 중 9마리가 이미 암컷화되었다.

이뿐만 아니라 우리 물은 약물로도 오염되었으니, 세균을 없애려 사용하는 염소·백반·석회 모두 암을 유발하는 것으로 밝혀졌다. 게다가 신장과 방광의 질환, 뼈의 이상 증식, 관절염, 피부염, 갑상선 기능 이상, 면역력 저하 등과 연관 있는 불소를 충치 예방의 목적으로 수돗물에 넣으려 한다. 앞서 청량음료의 문제점을 지적하면서 순수한 물의 중요성을 강조했지만, 이제는 순수한 물마저 찾기 힘들어졌다. 봉이 김선달이 현실화된 지금, 생수 판매가 급증하고 있다. 수돗물에 대한 불신이 팽배한 상태에서 생수를 애용하는 것은 당연하나, 과연 이것도 믿을 수 있을지 걱정이다. 우리 몸의 70퍼센트를 차지하는 물, 그 물이 오염되고 있다.

건강한 먹을거리를 위한 제안 | 물

수돗물을 사용할 때 낡은 수도관의 오염이 걱정된다면 아침 첫 수돗물은 허드렛물로만 쓴다. 항아리에 수돗물을 하루 동안 받아 두었다가 윗물만 퍼서 식수로 사용해도 좋다. 이때 톱밥이나 야자 껍질을 태워서 만든 '활성탄'을 이용하면 효과적인데, 이는 활성탄 표면의 작은 구멍들이 오염 물질을 흡수하기 때문이다. 활성탄을 주머니에 담아 수돗물을 담은 항아리에 넣어 두면 되는데, 밤에 넣어 두었다가 아침에는 꺼내서 물기를 말린다. 그리고 일주일에 한 번씩 물로 끓여 소독한다.

수돗물에 대한 불신 때문에 정수기 물이나 생수나 약수를 마시는 사람들이 많다. 정수기는 한 달에 한 번 정도 내부 청소를 해야 하고, 필터 교환 시기를 정확히 알아 정기적으로 교체해 주어야 한다. 생수는 지하수를 퍼 올린 뒤 정수 처리한 것인데, 허가받은 업체의 것을 선택하는 것이 중요하다. 약수는 16.5퍼센트가 식수로 부적합하다는 검사 결과로 볼 때 신중하게 선택해야 한다. 수질 검사를 통해 안정성을 인정받은 약수를 선택해야 하며, 여름철에는 약수라도 끓여 먹어야 한다.

무엇을 먹지 말아야 하나 24

인삼은 한의사의 진단에 따라 먹어야 한다

 언젠가 일본인 환자를 진찰한 적이 있었다. '인삼 중독'인 듯하여 확인해 보니, 한국인에게서 선물로 받은 인삼을 몇 달간 먹는 중이라고 했다. 좋은 약이라서 가슴 답답한 것을 참아 가며 먹고 있다는 그 일본인을 통해 약의 식화(食化)로 야기되는 문제를 고민해 보았다.
 우리나라에서는 사상의학(四象醫學)을 통해 인삼이 맞지 않은 체질도 있음을 사람들이 아는 까닭에 일본보다 인삼 중독자가 적을 것 같지만, 우리 역시 과열된 보신 풍조로 인해 인삼이 식품으로 둔갑하여 야기되는 중독이 심각하다.
 인삼 달인 물을 식수 대용으로 마시고, 꿀에 절인 인삼을 간식으로 먹으며, 나물처럼 인삼무침을 식탁에 올리고, 그 밖에도 인삼이 들어간 소주, 인삼을 사료로 먹인 소고기, 인삼으로 코팅한 쌀 등 인삼은 이제 약이 아닌 음식, 더 나아가 첨가물로써 사용되고 있는 것이다. 인삼을 홍삼으로 만드는 기계가 가정에 보급될 정도이니, 요즘 인삼

냄새 풍기는 곳은 한의원뿐만이 아니다.

이처럼 인삼이 식품으로 둔갑한 데에는 역사적 뿌리가 깊어, 조선 선조 때 어의(御醫)로 활동했던 양예수 영감 때로 거슬러 올라간다. 허준의 스승이기도 한 그는, 값비싼 중국 약재 대신에 우리 땅의 약초를 사용한 처방전을 만들라는 선조의 어명에 따라 향약(鄕藥)을 대표하는 인삼을 강조하게 되었다. 이것은 허준의《동의보감》을 통해 음식으로 보편화되는 계기가 되었다.

그런데 양예수와 함께 어의로 일했던 안덕수 영감은 양예수의 인삼 선호를 비판하였다. 인삼의 성질이 매우 강하기 때문이다. 유몽인의《어우야담》에 양예수와 안덕수의 의술을 비교해 놓은 글은 나로 하여금 인삼을 경계하도록 만들었다.

"당시 사람들이 말하기를, 양예수는 집중적인 투약으로 효력을 빨리 보는 반면 사람이 상하는 일이 많았지만, 안덕수는 효력은 느리나 사람이 상하는 일은 없었다고 하였다. 그래서 세상 사람들은 모두 안덕수를 두둔했다."

효과가 빠른 약일수록 체질에 맞지 않으면 부작용이 크다. 인삼은 한의사도 조심스럽게 쓰는 약재인데, 음식으로 남용되는 까닭에 인삼 중독자가 점차 늘고 있다. 따라서 인삼을 복용하려면 한의사의 진단이 절대적으로 필요하다. 정확한 판단이 서지 않으면 일단은 먹지 않는 것이 현명하다.

우연히 먹었더니 몸에 큰 이상이 없다 하여 장기간 복용하는 사람이 있는데, 이는 더 위험하다. 인체의 생리 기능이 떨어진 상태에서는 인삼을 먹을 수 없는 체질임에도 불구하고 그 부작용이 바로 나타나지 않기 때문이다. 인삼의 사용 유무 역시 몸이 건강해야 알 수 있는 것이다. 인삼은 체질에 맞춰 쓰는 약이지 쉽게 먹을 수 있는 음식이 아니다.

무엇을 먹지 말아야 하나 25

녹차는 아무나 먹을 수 있는 식품이 아니다

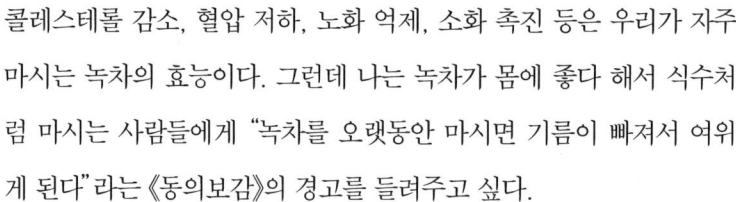

콜레스테롤 감소, 혈압 저하, 노화 억제, 소화 촉진 등은 우리가 자주 마시는 녹차의 효능이다. 그런데 나는 녹차가 몸에 좋다 해서 식수처럼 마시는 사람들에게 "녹차를 오랫동안 마시면 기름이 빠져서 여위게 된다"라는《동의보감》의 경고를 들려주고 싶다.

나의 눈에는 녹차의 효능이 긍정적으로 보이지 않는다. 녹차의 여러 효능 중에서 '콜레스테롤 감소'란 마른 사람에게는 좋지 않다는 의미이고, '혈압 저하'란 저혈압의 사람에게는 해롭다는 의미다. 또 '소화 촉진'이란 빈속에는 먹지 말라는 의미이고, '오줌을 잘 누게 한다'는 것은 몸이 건조한 사람은 피하라는 의미이며, '잠을 덜 자게 한다'는 것은 불면증에는 나쁘다는 의미다. 따라서 녹차는 아무나 먹을 수 있는 식품이 아니다.

조계사 옆에 위치한 나의 한의원에는 녹차를 즐기는 스님들이 적지 않게 오는데, 대부분 속쓰림과 어지러움을 호소한다. 갑자기 어지러

위 쓰러졌다는 어떤 스님은 전날 여섯 시간 동안 녹차를 마셨다고 하니, 이는 녹차의 혈압 저하 작용이 원인이었던 것이다. 이에 스님에게 약을 처방하는 대신 녹차를 자제하도록 당부하였다. 채식을 하다가 갑자기 어지러워지자 영양 부족으로 여겨 육식을 했더니 오히려 소화 장애까지 생겼다는 어느 채식인의 사례도 지나친 녹차 복용이 원인이었다. 녹차는 기름진 음식을 많이 먹는 중국인에게나 적합한 식품으로, 풍토와 식습관이 다른 우리에게는 적용되지 않음을 몰랐던 것이다.

최근에는 "오랫동안 먹으면 기름이 빠져서 여위게 된다"라는 녹차에 대한 경고가 오히려 비만 치료에 이용되고 있다. 그러나 이와 같은 편법은 '부종'을 비만으로 착각하는 상황에서 부작용을 야기한다. 부종과 비만은 그 원인과 치료 방법이 다른 까닭에 부종 환자가 녹차를 음식처럼 마시면 장과 기관지에 문제가 생긴다. 녹차의 이뇨 작용이 기관지를 건조하게 하고, 장을 차게 하기 때문이다. 따라서 체질적으로 몸이 건조하고 찬 사람에게는 녹차가 해롭다.

이에 나는 녹차의 약으로서의 효능은 인정하나 식품으로서의 섭취는 반대한다. 녹차는 기름진 음식을 많이 먹어 속이 더부룩할 때 소화의 목적에서 마시는 약인 것이다.

우리가 녹차를 마시기까지 농약을 씻어 내는 작업이 있는지 살펴보자. 찻잎은 88일의 밤을 지내 수확을 하면 찐 다음 비벼 건조한 뒤 소매점으로 배달한다. 우리는 그것을 씻지도 않고 뜨거운 물을 부어 마신다. 농약에 관하여 일본차로 말하자면 1968년까지 그것을 모른 채 마시고 있었던 것이다.

이것은 《복합 오염》에 드러난 1960년대의 일본 녹차의 농약 실태다. 일본의 녹차 재배는 1968년 이후로 농약 살포가 금지되었으니, 우리나라에서도 같은 조치가 시행되기를 바란다.

무엇을 먹지 말아야 하나 26

술이라고 술술 마시면 안 된다

알코올 중독은 18.4배, 간 질환은 4.2배, 간암은 3.3배. 이는 1999년 통계청이 발표한, 여성과 비교한 남성의 사망률이다. 이는 술이 원인임을 알 수 있는데, 음식을 중시하는 식의(食醫)로서 술에 대해 고민해 보지 않을 수 없다.

적당히 마시면 약이 되지만 지나치면 독이 된다는 것은 술에 대한 상식이다. 《동의보감》에서도 술은 혈맥(血脈)을 통하게 하고, 장위(腸胃)를 튼튼히 하며, 피부를 윤택하게 하고, 근심을 없애 기분을 좋게 한다고 하면서도, 오래 먹으면 정신이 상해 수명에 지장이 있음을 경고했다. 그런데 남성들은 술을 대할 때 약으로서의 기능만 생각하고 독으로서의 부작용은 쉬이 잊는다. 지방간·간염·간경화·간암·알코올성 간질환 등은 그런 망각의 대가인 것이다.

문제는 개인의 노력만으로는 술의 부작용에 대한 망각에서 벗어날 수 없다는 데에 있다. 내가 느끼기에 환자의 대부분은 직장인으로, 그들은 술 없이는 친목도, 사교도, 사업도 할 수 없어서 개인적인 금주가 불가능하다. 따라서 먹지마 건강법에서는 다른 오염 식품과 달리 술에 대해서는 관대하다. 금주는 곧 사회생활을 하지 말라는 것이기 때문이다. 이에 나는 금주보다는 가려 마실 것을 권한다.

술이 간에 해롭다는 것은 한방과 양방에서 모두 인정하는 것이지만, 나는 술로 인해 장이 먼저 손상된 다음에 간이 나빠진다고 본다. 간과 대장(大腸)이 서로 통한다고 여기는 한의학 이론에 따라 술로 인한 간 질환의 뿌리를 장 손상에 두는 것이다. 그러므로 장에 좋은 술이라면 적당히 마셔도 되지만 장에 나쁘다면 조금이라도 마시지 말아야 한다.

장에 나쁜 술이란 화학주(化學酒), 즉 화학 합성으로 만든 술이다. 이는 합성 과정에서 들어가는 여러 첨가물이 장과 간에 악영향을 끼치는 것인데, 술을 선택할 때에는 이러한 첨가물이 어느 정도 들어가 있는지 알아두는 것이 좋다.

우리가 마시는 소주는 화학적인 방법으로 생산한 '희석식 소주' 다. 술은 대개 발효 과정을 거쳐서 만드는데, 희석식 소주는 그 과정이 생략된다. 즉 고체 형태의 당밀(사탕수수나 사탕무에서 사탕을 뽑고 남은 즙액)을 발효시켜 에틸알코올만 추출하는 연속식 증류기에서 뽑아낸 알코올인 주정에 물을 섞고 각종 감미료를 첨가해서 부드럽게 만든 것이다. 이 때문에 쌀과 수수를 발효시킨 전통 소주와 달리 희석식 소주는 마신 뒤 불쾌한 두통을 일으킨다.

한편 맥주는 체질적으로 몸이 찬 사람이 마시면 장 기능이 떨어진다. 애주가들은 아랫배가 나온다고 맥주를 멀리하는데, 아랫배가 나오는 것은 장 기능 저하에 따른 장하수(腸下垂) 현상이다. 맥주를 마신 뒤 소변에서 나는 악취 역시 장에 문제가 있음을 나타내는 것이다.

무엇을 먹지 말아야 하나 27

음주 전에 자신의 배부터 쳐다보자

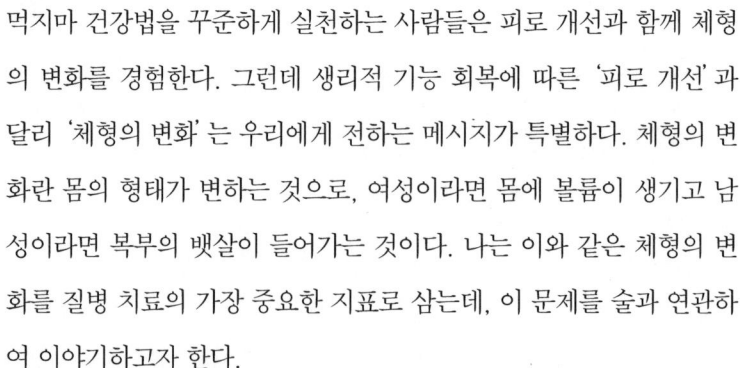

먹지마 건강법을 꾸준하게 실천하는 사람들은 피로 개선과 함께 체형의 변화를 경험한다. 그런데 생리적 기능 회복에 따른 '피로 개선'과 달리 '체형의 변화'는 우리에게 전하는 메시지가 특별하다. 체형의 변화란 몸의 형태가 변하는 것으로, 여성이라면 몸에 볼륨이 생기고 남성이라면 복부의 뱃살이 들어가는 것이다. 나는 이와 같은 체형의 변화를 질병 치료의 가장 중요한 지표로 삼는데, 이 문제를 술과 연관하여 이야기하고자 한다.

먹지마 건강법으로 뱃살이 들어간 환자들을 대할 때마다 나는 자부심을 느낀다. 그러나 음식 관리를 나름대로 열심히 해도 체형의 변화가 없는 환자들을 보면 당사자 못지않게 답답하다. 이들은 대개 술을 자주 마신다는 공통점이 있다. 그들은 영업과 접대, 회식 등 사회생활을 위해 술을 마셔야 하는 샐러리맨인 것이다.

직장인들의 이야기를 들어 보면 어떻게 매일 그렇게 술을 마시는지 놀랍고, 억지로 마실 수밖에 없는 상황이 안쓰럽다. 과도한 음주로 간에 경고등이 켜졌는데도 생계를 위해 약으로 달래가며 술을 마시는 환자들을 대할 때마다 우리의 음주 문화가 개인의 문제로 그치지 않고 사회 전체의 병리 현상으로 느껴진다.

양의학에서 '복부 비만' 이라 부르는 뱃살은 몸 전체의 건강 상태가 좋지 않음을 나타내는 심각한 문제다. 간 질환이 40대 남성 사망률 1위임은 이런 심각성을 증명한다. 술집 간판으로 불야성을 이루는 밤거리에 20대 학생부터 40, 50대 직장인에 이르기까지 곳곳에서 술판이 벌어진다. 끝없이 마시는 술의 양은 친목의 척도로 여겨지고, 여러 술을 섞어 마시는 폭탄주는 풍류라 여겨지며, 술안주로는 육류가 빠지지 않는 현 음주 문화에 반기를 들지 않는 이상 사망률 1위를 차지하는 간 질환의 공포에서 우리는 벗어날 수 없다.

친목과 스트레스 해소가 목적이라면 술 이외의 다른 방법을 찾아보자. 설사 마시더라도 그 종류를 가리자. 그리고 안주도 육류에서 벗어나자. 애주가이면서 건강을 잃지 않는 사람들에게는 술 마시는 방법과 술의 종류, 안주에 비법이 있다. 항상 간 걱정을 하면서도 술자리는 빠지지 않는 사람들이 있다면 혈액 검사에서의 간 수치에만 안심하지 말고 자신의 배를 보자. 인격의 상징으로 여겼던 뱃살은 자신의 건강 상태를 반영하는 것이니, 절제된 음주와 음식 관리, 치료를 통해 하루 속히 빼야 한다.

무엇을 먹지 말아야 하나 28
기호 식품에는 중독성이 있다

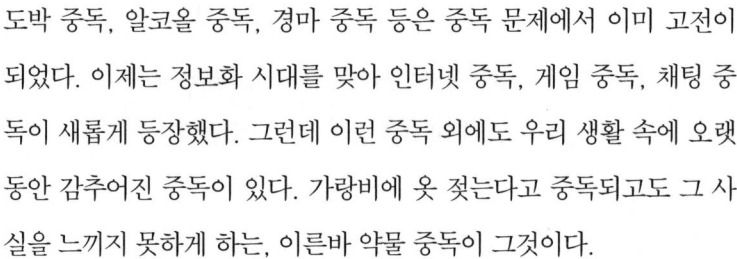

도박 중독, 알코올 중독, 경마 중독 등은 중독 문제에서 이미 고전이 되었다. 이제는 정보화 시대를 맞아 인터넷 중독, 게임 중독, 채팅 중독이 새롭게 등장했다. 그런데 이런 중독 외에도 우리 생활 속에 오랫동안 감추어진 중독이 있다. 가랑비에 옷 젖는다고 중독되고도 그 사실을 느끼지 못하게 하는, 이른바 약물 중독이 그것이다.

약물 중독이라 해서 마약이나 향정신성 의약품 중독만을 가리키는 것은 아니다. 나는 3대 중독성 약물로 술(알코올 중독), 담배(니코틴 중독), 커피(카페인 중독)을 꼽는다. 기호 식품으로 자리 잡은 이 세 가지 약물에 대해 이제는 중독성이라 표현하는 것도 어색하게 되었지만, 음식이 아닌 약물인 까닭에 지나치게 섭취하면 중독된다. 이러한 약물은 다른 강박성 중독과 달리 부작용이 서서히 나타나 문제가 더 심각하다. 여기에서는 이미 그 중독성을 인정받은 술과 담배는 제외하고 커피에 대해서만 이야기하려고 한다.

커피는 프림, 설탕과의 조화에 따른 달콤한 맛으로 청소년에서 노인에 이르기까지 폭넓게 애용되고 있다. 그러나 커피는 강심이뇨(强心利尿)의 효능을 가진 약이기 때문에 식품으로 남용될 경우 앞서 이야기한 녹차와 같은 부작용이 생긴다. 녹차보다 카페인 함유량이 적어 부담이 없을 것 같지만 실제 임상에서 보면 녹차 이상으로 문제가 심각하다.

종종 환자의 얼굴에서 커피 중독 증상이 보여 확인해 보면 대개는 하루에 서너 잔 이상의 커피를 마신다고 한다. 이들은 전형적으로 늘 부은 상태에서 쉽게 피곤해지고, 감기에 잘 걸릴 뿐만 아니라, 뒷목이 뻣뻣하면서 어깨가 자주 결린다. 물론 이런 증상을 모두 커피 탓으로 돌릴 수는 없지만, 기질적인 문제가 없는 한 커피만 끊어도 증상이 호전되는 것을 볼 때 커피 중독이라 여겨도 무리가 아니다.

시골에서 줄곧 생활하다가 대학 입학 후 처음으로 마셔 본 자판기 커피 때문에 속이 불편하여 힘들었다는 어떤 환자의 이야기는 나의 경험에 비추어 볼 때 수긍이 간다. 한의대 시절 극도로 긴장된 상태에서 마신 캔 커피로 인해 소화 장애를 동반한 불면으로 고생했던 나에게 커피는 단순한 기호 식품이 아니다.

커피는 기름진 음식의 소화를 돕고 피로를 덜어 주는 약으로서의 효능은 우수하지만, 상습적인 의존을 유발한다는 점에서 권하고 싶지 않다. 따라서 커피로 피로를 풀기보다는 애당초 오염 식품을 멀리하여 피로를 덜 느끼도록 해야 할 것이다. 술·담배·커피의 기호 식품에 대한 의존성은 감기약과 피로회복제의 상습 복용으로 이어지고, 나아가 마약과 향정신성 의약품 중독이라는 심각한 사회 문제까지 초래할 수 있다. 술·담배·커피의 소비량이 증가할수록 각종 중독 증상이 만연하니, 음식과 약을 엄격히 구분하는 먹을거리 혁명이 절실하다.

무엇을 먹지 말아야 하나 29

식(食)은 약(藥)이지만 약은 식이 아니다

환자들에게 먹지마 건강법을 권유하다 보면 좋은 음식을 추천해 달라는 말을 듣게 된다. 이에 된장·청국장·콩·현미·채소 등을 권하지만 환자들은 시시하다는 반응을 보인다. 이것은 아무 때고 쉽게 접하는 먹을거리이기 때문이다.

  여기서 더 나아가 약을 원하는데도 음식을 권하면 환자들은 더 놀란다. 소화 불량이라고 하면 "무즙을 드시죠" 하고, 배가 은근히 아프다고 하면 "청국장을 물에 풀어 드시죠" 하고, 기침이 끊이지 않는다고 하면 "호두 기름을 드시죠" 하고, 심지어는 당뇨와 고혈압에도 연근을 먹으라고 하니 특효약을 기대했던 환자들이 놀라는 것은 당연하다. 그러나 과거 허준 선생이 백성들에게 약 대신 음식을 처방했음은, 음식이 곧 약, 즉 '식약동원(食藥同源)'이기 때문이다.

  그런데 현대인들은 식약동원을 잘못 이해하고 있다. 식약동원은 음식이 약이라는 의미로서, 음식의 중요성을 강조한 말이지 약을 음식처럼 늘 먹으라는 뜻이 아니다. 그런데도 사람들은 음식을 시시하게 여겨 약으로 삼지 않고 오히려 약을 음식처럼 먹고 있으니 식약동원이 거꾸로 이해되고 있는 것이다. 본래 약이었던 것이 식품화된 커피·담배·술도 문제이지만, 인삼 달인 물이나 녹차를 식수로 마시는 등 약을 음식처럼 함부로 복용하면 부작용이 발생한다.

언론에서 무슨 약이 좋다고 하면 바로 구하여 음식처럼 먹는 습관은 건강을 해친다. 이에 나는 정보화 사회에서 건강의 가장 큰 적은 약물(藥物)의 식화(食化)에 있다고 본다. 과장된 정보로 인해 음식과 약의 경계가 점차 사라지고 있지만, 약은 음식보다 독하다는 점에서 반드시 의료인의 조언에 따라 복용해야 한다. 여기서 독하다는 말은 모든 사람에게 무조건 나쁘다는 것이 아니라 체질과 병의 유무에 따라 유해 여부가 결정된다는 뜻으로, 나는 의약분업 못지않게 '식약 분업(食藥分業)'을 주장한다.

사람이 병이 들면 귀가 얇아진다. 그 때문에 온갖 정보를 통해 구한 약초를 한의사의 조언 없이 음식처럼 복용하는 경우가 흔하다. 나는 "자신에게 어떤 병이 있는데 무슨 약초를 상시 복용하는 것이 좋으냐"는 인터넷 상담을 자주 받는데, "무슨 약초를 먹는가보다 어떤 음식을 먹지 말아야 하는지부터 알아야 한다"라고 답변한다.

처음 내원하는 환자들에게 하는 질문 중 하나가 음식처럼 복용하는 약이 있느냐는 것이다. 대개 처음에는 없다고 말하지만 결국 하나씩 늘어놓는다. 인삼 · 녹차, 심지어는 커피 · 담배까지도 음식이 아닌 약이라고 설명하면, 자신이 약의 식화(食化) 속에 있음을 인정한다. 이 기회를 빌러 간곡히 호소하지만 제발 약초 달인 물을 식수 삼아 매일 함부로 먹지 말기 바란다.

무엇을 먹지 말아야 하나 30

약물은 또 다른 약물을 부른다

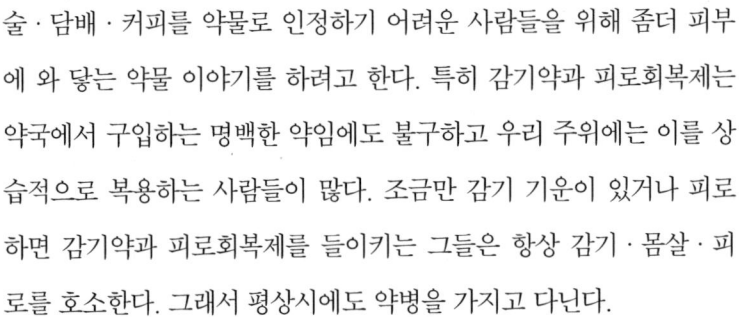

술·담배·커피를 약물로 인정하기 어려운 사람들을 위해 좀더 피부에 와 닿는 약물 이야기를 하려고 한다. 특히 감기약과 피로회복제는 약국에서 구입하는 명백한 약임에도 불구하고 우리 주위에는 이를 상습적으로 복용하는 사람들이 많다. 조금만 감기 기운이 있거나 피로하면 감기약과 피로회복제를 들이키는 그들은 항상 감기·몸살·피로를 호소한다. 그래서 평상시에도 약병을 가지고 다닌다.

이러한 모습은 주부들에게서 많이 보인다. 이분들은 일단 병이 나면 집 안의 모든 기능이 정지되기 때문에 아플 여유가 없다. 그래서 조금이라도 이상한 기운이 느껴지면 약을 통해 예방하려고 한다. 주부들의 약물 중독은 가사가 전적으로 여성의 몫인 우리 문화에서 기인하는 바가 크다.

냉장고 가득 피로회복제를 쌓아 둔 할머니와 집 안 곳곳에 감기약을 보관하는 어머니를 보면서 자란 나도 한의대 시절 약병을 끼고 살

앉다. 사흘에 한 번 꼴로 시험을 치르면서 혹 감기나 몸살에 걸려 공부를 하지 못할까 봐 조금이라도 몸이 이상하면 할머니와 어머니가 그랬듯이 감기약과 피로회복제를 주저 없이 들이켰다. 그런데도 반복되는 감기·몸살·피로감으로 인해 나의 하숙방은 빈 약병이 여기저기 굴러다녔고, 가방에는 약병을 신주 단지처럼 모시고 다녔다. 감기에 걸린 친구가 있으면 나에게 감기약을 달라고 할 정도였다. 한의대생임에도 불구하고 한약 대신 양약을 선택했던 것은 약 달이는 번거로움 없이 마시는 즉시 호전되기 때문이었는데, 이러한 빠른 효과는 심리적 의존에서 비롯된 것으로 여겨진다.

음식을 통한 근본 치료 없이 약물만 찾으면 습관적으로 약물에 의존하게 되는데, 나는 이를 깨닫고 나서야 비로소 약물에서 자유로워졌다. 물론 지금도 감기·몸살이 여전히 부담스럽다. 의료인의 병은 환자에게서 이해받기가 힘들기 때문이다. 그러나 감기·몸살이 단순한 병리 현상이 아닌 자연 치유의 생리 과정임을 안다면 그렇게 경계할 필요가 없다. 오늘도 감기·몸살·피로로 약물을 상습 복용하는 환자를 보았다. 감기약과 피로회복제를 함께 섞어 마신다는 말에 약물 중독의 심각성을 고민해 본다.

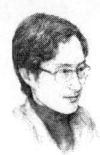 ## 먹지마 건강법, 단계별로 실천해 보세요

• 1단계 | 인스턴트 식품을 끊는다

먹지마 건강법은 인스턴트 식품을 일체 허용하지 않는다. 오염된 음식을 먹지 말자는 먹지마 건강법은 채식 요법이라기보다 '반(反)인스턴트 식이요법' 이다. 친환경 육류와 유가공품은 소량 먹어도 되지만, 인공첨가물로 오염된 인스턴트 식품만은 철저하게 끊어야 한다. 먹지마 건강법은 이처럼 인스턴트 식품을 끊는 데서 시작된다.

• 2단계 | 유가공품을 끊는다

인스턴트 식품의 차단으로 몸이 가벼워진 사람들은 2단계를 실천해 보자. 우유·계란·치즈·버터·요구르트 등의 유가공품을 끊는 것이다. 특히 질병이 있는 환자들은 반드시 2단계를 실천해야 하는데, 평소 건강한 사람도 2단계를 통해 몸이 더 정갈해짐을 경험하게 된다.

• 3단계 | 육류를 끊는다

유가공품의 차단에 성공하면 채식에 들어간다. 채식인 중에도 유가공품을 먹는 사람들이 있지만, 먹지마 건강법에서는 육류보다 유가공품을 먼저 차단해야 한다. 우유·계란 같은 육류 부산물에 오염이 더 농축되기 때문이다. 3단계의 먹지마 건강법은 채식 요법과 동일하다.

● 4단계 | 밀가루를 끊는다

채식을 해도 건강하지 않은 사람들은 밀가루 음식 때문이다. 먹지마 건강법 3단계로도 효과가 없다면 밀가루 음식을 차단해야 한다. 오염되지 않은 우리밀이라도 환자의 경우에는 먹지 말자.

● 5단계 | 곡물 · 채소 · 과일을 친환경 농산물로 먹는다

농약 · 제초제 · 호르몬으로 오염되기는 곡물 · 채소 · 과일도 마찬가지이므로 친환경 농산물을 먹어야 한다. 먹지마 건강법 5단계까지 성공하면 병원과 멀어지는데, 만약 3개월 동안 실천하고도 상태가 호전되지 않으면 의료인의 도움을 받기 바란다.

 다음 항목도 함께 실천하세요

· 설탕을 먹지 않는다 — 설탕 대신 조청(엿기름)을 사용한다.
· 식물성이라도 기름 사용을 절제한다 — 참기름과 들기름을 쓴다.
· 견과류를 먹을 때에는 — 겉껍질째로 구입한다.
· 등푸른 생선을 먹지 않는다 — 비늘 있는 흰살 생선을 먹는다.
· 생선회를 먹지 않는다 — 젓갈도 삼가는 것이 좋다.
· 열대성 수입 과일은 먹지 않는다 — 특히 임신부는 피해야 한다.
· 참외와 수박처럼 너무 성질이 찬 과일은 적게 먹는다.
· 친환경 과일을 선택해서 껍질째 먹는 것이 좋다.
· 쌀을 많이 먹어야 한다 — 곡물 > 채소 > 과일의 비율로 먹는다.

- 현미잡곡밥이 기본이다 — 소화 상태에 따라 현미 비율을 조절한다.
- 된장이나 청국장을 매일 먹는다.
- 콩과 콩가공품(두유·두유)을 먹는다.
- 콩의 부족한 부분은 해조류로 보충한다.
- 매운맛의 자극적인 음식은 피한다 — 특히 고추를 조심한다.
- 김치도 고추가 들어가지 않는 백김치가 좋다.
- 요리할 때 소금 사용을 최소한으로 줄인다.
- 담배는 끊을수록, 술은 줄일수록 좋다.
- 술을 마시더라도 맥주는 피한다.
- 커피·녹차·홍차 등의 카페인 음료를 마시지 않는다.
- 영양제나 건강 보조 식품을 먹지 않는다.
- 가루 생식이나 녹즙보다는 곡물과 채소를 온전한 형태로 먹는 것이 좋다.
- 약초를 달여 먹을 때에는 한의사의 조언을 구한다.
- 특정 식품을 권하는 정보는 상술로 인해 과장되므로 주의한다.
- 체질에 따라 음식을 가려 먹지 않는다 — 체질 감별 자체가 쉽지 않다.
- 음식을 두고 칼로리와 영양 분석을 하지 않는다.
- 음양감식법(밥 따로 물 따로)을 실천하면 좋다.

제3장
무엇을 어떻게 먹어야 하나

무엇을 어떻게 먹어야 하나 01
도대체 무엇을 먹으란 말인가

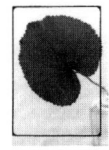 나는 환자들에게 다음과 같은 음식 관리표를 준다.

• 주의 음식

고기류(달걀 · 우유 · 치즈 · 버터 등의 유가공품 포함)

밀가루 음식, 인스턴트 식품, 기호 식품, 생선회, 화학조미료

제철이 아닌 과일

• 권장 음식

콩, 된장, 섬유질(현미 · 채소 등)

생수, 해조류(미역 · 다시마 · 톳 등)

천연조미료(참기름 · 들기름 · 현미유 등)

이 표를 본 환자들은 권장 음식 중 곡물과 채소는 오염 걱정을 하지

않아도 되는지 묻는다. 이에 나는 "물론 걱정이지요. 그래서 친환경 농산물을 선택해야 합니다"라고 답하고는 친환경 농산물 공급 단체를 소개한다. 나 역시 모든 농산물을 그곳에서 공급받아 먹고 있다. 격주마다 발행되는《한살림》소식지 역시 한의원에 비치해 두어 환자들에게 많은 정보를 주고 있는데, 이 책을 쓰는 데에도 많은 참고가 되었다. 몇몇 친환경 농산물 공급 단체를 소개하면 다음과 같다.

· 한살림(www.hansalim.or.kr) | 02-3498-3600
· 경실련 정농생활협동조합(www.jungnong.com) | 1588-6201
· 여성민우회 생활협동조합(www.minwoocoop.or.kr) | 02-581-1675
· 생활협동조합 전국연합회(www.co-op.or.kr) | 02-324-5488

유럽에서는 광우병에 이은 구제역 파동으로 친환경 농산물에 대한 관심이 증가하고 있다. 독일에서는 친환경 식품 판매가 30퍼센트 가량 증가했고, 다국적 식품업체들은 친환경 가공 식품을 잇달아 발표하고 있으며, 프랑스의 한 유통업체는 유기농 포도주를 판매하기로 하는 등 적극적인 모습을 보이고 있다. 현재 유럽의 친환경 농산물은 전체 농산물 생산량의 3퍼센트에 불과하나, 현 추세를 유지할 경우 2005년 친환경 식품은 전체 식품 판매의 5~10퍼센트까지 증가할 것으로 예상된다.

현재 유럽연합과 각국 정부는 대규모의 기업형 축산업이 광우병과 구제역 발생의 원인이라 보고, 유기농으로의 전환을 적극적으로 추진하고 있다. 특히 독일과 스웨덴 정부는 2010년까지 유기농 비율을 20퍼센트까지 늘리기로 했다. 우리나라에서도 앞에서 소개한 단체를 중심으로 친환경 농산물 바람이 불고 있다. 나의 먹지마 건강법에서도 이들 단체 덕에 '도대체 무엇을 먹으란 말인가'에 대한 답을 얻었으니, 이 기회를 빌려 감사드린다.

무엇을 어떻게 먹어야 하나 02

섬유질은 독성 물질을 몰아낸다

자연식을 해도 환경 오염 때문에 공기·물·흙을 통해 전해지는 오염 물질을 완전히 피할 수 없다. 따라서 해독 작용이 뛰어난 식품을 먹는 적극적인 방법으로 몸 안에 독성 물질이 쌓이는 것을 막아야 한다. 해독 식품으로는 콩·마늘·연근·양파 등이 대표적이다. 이에 나는 콩밥과 마늘장아찌, 간장에 조린 연근을 매일 먹고 있다. 이들 식품에 대한 과학적인 설명은 생략하겠지만, 먹을거리 문제에 관심이 있다면 보약처럼 먹기 바란다.

해독 능력이 뛰어난 식품은 섬유질이 풍부하다. 섬유질은 유독 물질을 흡착하여 몸 밖으로 배출시킨다. 사람들은 섬유질 하면 채소를 생각하지만 고기와 싸 먹는 채소 정도로는 턱없이 부족하다. 식사 때마다 비빔밥을 먹는다 해도 섬유질은 모자란다. 요즘에는 녹즙이 건강식으로 유행하고 있으나 믹서에 갈 때 섬유질이 파괴되기 때문에 섬유질 섭취에 도움이 되지 않는다.

섬유질의 충분한 섭취를 위해서는 우선 곡물부터 바꿔야 한다. 즉 백미(白米)로 가공하지 않은 현미(玄米)를 먹어야 한다. 성인병이 창궐하는 현 시대에 현미의 중요성이 갈수록 커지고 있는데, 현미는 어느 식품보다 섬유질이 풍부하기 때문이다. 섬유질이야말로 환경 오염을 극복하는 확실한 대책으로서, 현미로 지은 콩밥과 마늘장아찌, 연근조림은 이 시대에 필요한 가장 이상적인 해독 식단이다.

해독 식품 가운데 연근은 한방에서 우절(藕節)이라는 약재로 쓰인다. 섬유질이 풍부하여 당뇨 치료에 많이 쓰이는 연근은 식(食)이 곧 약(藥)임을 증명하는 대표하는 식품으로서, 오염된 이 시대에 산삼과 녹용을 능가하는 명약이다. 이에 연근은 다양한 요리로 응용될 필요가 있다.

썰어서 파는 연근은 인위적으로 표백하기도 하므로 썰지 않은 흙 묻은 연근을 구하는 것이 좋다. 그리고 간장과 설탕에 조리는 것보다 삶은 뒤 잘라서 된장에 찍어 먹는 것이 좋다. 무공해 연근이라 해도 간장과 설탕이 시원치 않으면 연근의 효과가 떨어지기 때문이다.

연근을 얇게 썰어서 말리면 고구마 맛이 나므로 아이들 간식이나 어른들 술안주로 쓸 만하다. 또한 말린 연근을 가루 내어 꿀에 재어 놓았다가 따뜻한 물에 타서 마시면 커피나 녹차 대용으로 훌륭하다.

현미는 섬유질이 풍부한 완전 곡물이다

"현묘하고도 현묘하도다(玄之又玄). 뭇 묘함이 모두 그 문에서 나오는도다(衆妙之門)."

노자(老子)의 《도덕경(道德經)》에 나오는 이 말에서 나는 현미의 묘한 힘을 떠올린다. 벼를 도정할 때 왕겨(겉껍질)만 벗겨 낸 것이 현미라면, '백미'는 현미의 쌀눈을 포함한 외피층을 깎아 낸 것이다. 이렇게 벼의 외피층을 깎아 내는 것은 현미의 소화가 어렵기 때문이다. 그러나 백미는 몸에 좋은 영양분을 모두 버린 '찌꺼기'에 불과하다.

현미와 백미의 차이를 한자로 풀어 보면 재미있다. 찌꺼기를 뜻하는 '찌꺼기 박(粕)'자는 '쌀 미(米)'자에 '흰 백(白)'자가 붙은 것으로, 이는 곧 백미가 찌꺼기라는 것을 의미한다. 한편 쌀겨를 뜻하는 '겨 강(糠)'자는 '쌀 미(米)'자에 '튼튼할 강(康)'자가 붙은 것으로, 이는 겨가 있는 쌀, 즉 현미가 몸을 튼튼히 한다는 것을 의미한다.

쥐나 새에게 현미와 백미를 동시에 줄 때 현미부터 먹는 것은 짐승들도 본능적으로 현미가 좋다는 것을 알기 때문이다. 현미의 영양은 선진국 학자들을 통해서도 강조되고 있다. 비만 인구가 전체 인구의 4분의 1을 차지하는 미국에서는, 비만 환자의 대부분이 인스턴트 식품을 즐기는 저소득층인 반면에 고소득층은 현미·통밀·채소·과일을 주로 먹는다. 이러한 현상은 1970년대 미국 상원 영양위원회가 '미국인의 식생활 지침'을 통해 백미보다는 현미를, 흰 밀가루보다는 통밀을 섭취하라는 등 영양이 우수한 완전 곡물을 강조하면서부터 비롯하였다.

현미와 같은 완전 곡물에는 정제 곡물에 부족한 필수 아미노산과 필수 지방산이 많고, 무엇보다도 섬유질이 풍부하다. 현대 영양학에서는 섬유질을 중요하게 여기는데, 곡물의 외피야말로 섬유질이 가장 풍부하며 채소와 과일만으로는 부족하다. 채소와 과일을 먹는 것은 비타민과 미네랄 때문이지 섬유질의 섭취 때문은 아니다. 따라서 섬유질의 섭취를 위해서는 채소와 과일보다 현미가 더 절실하다.

전문가들은 환경 오염의 대책으로 완전 곡물을 제시한다. 이는 완전 곡물의 섬유질이 오염 물질을 흡착해서 몸 밖으로 배출시키기 때문이다. 환경 오염으로 발암 물질이 증가하는 현 시대에 섬유질이 풍부한 현미를 먹는 이유가 여기에 있다.

현미가 좋다는 사실이 알려지면서 백미 대신 현미를 찾는 사람들이 많다. 그러나 현미를 제대로 먹으려면 두 가지를 살펴야 한다. 첫째는 소화에 무리가 없어야 한다. 아무리 몸에 좋아도 이를 소화하지 못하면 오히려 해롭다. 이럴 때에는 외피층의 20퍼센트를 깎아 낸 2분 도미나 50퍼센트를 깎은 5분 도미를 먹으면 된다. 둘째는 반드시 무농약 제품이어야 한다. 농약은 쌀의 외피층에 가장 많이 축적되므로 이 점에 유의하여 무농약 현미를 선택하자.

무엇을 어떻게 먹어야 하나 04

콩은 국력이다

우리의 주곡(主穀)은 쌀이다. 그런데 벼는 1년 내내 더워야 하는 열대·아열대 작물인 까닭에 한반도에서는 여름 한철만 알맞다. 그래서 시시각각 변하는 날씨에 맞추어 손을 많이 써야 했으니, 열대·아열대 지역에서는 서너 번이면 되는 것을 한반도에서는 여든여덟 번이나 손을 써야 한다는 말까지 있다. 정작 온한대(溫寒帶)가 겹치는 한반도에서 잘 자라는 곡물이 따로 있으니, 콩이 그것이다.

콩은 한반도가 원산지이기 때문에 농사짓기가 수월하다. 콩밭은 김을 매지 않아도 되고, 거름을 주지 않아도 되며, 병충해가 생기지 않아 그냥 심어서 거두기만 하면 된다. 콩 없이는 한민족이 살 수 없었다 할 만큼 콩은 곧 우리의 국력이다. 실학자 이익은 잦은 기근 속에서 우리 민족을 연명시킨 것은 콩이라 하여 '대두국력론(大豆國力論)'을 펴기도 했다. 옛날에는 전쟁이 나면 실제로 쌀 대신 콩을 들고 피난을 갔다고 한다.

옛 유럽에서는 콩깍지가 지옥문처럼 생긴데다 콩나물이 외발 유령 같다 해서 콩을 기피했다. 그러나 콩의 영양이 인정되면서 요즘에는 세계적으로 주목받고 있다. 서구 학자들이 "동아시아 식생활의 중요 요소인 콩은 이제 기적의 낟알로 여겨진다"라고 할 정도다. 그들이 이야기하는 콩의 효과는 다음과 같다.

- 암을 예방한다 | 콩 속에는 이소플라본 등의 항암 성분이 들어 있어 여러 암을 예방하는데, 특히 대장암 · 유방암 · 전립선암 예방에 좋다.
- 성인병을 예방한다 | 콩의 지질 · 단백질 · 레시틴 · 섬유질 · 사포닌 등은 콜레스테롤 수치를 낮추어 주어 동맥경화 · 심장병 · 고혈압 · 뇌졸중 · 비만 등을 예방한다.
- 골다공증을 예방한다 | 콩 단백질은 동물성 단백질보다 칼슘 손실량을 50퍼센트로 줄여 준다. 콩 속에 들어 있는 여성 호르몬인 에스트로겐은 골 밀도를 강화하여 골다공증을 막는 것과 비슷한 효과를 나타낸다. 콩은 갱년기 장애에도 우수하여 열과 홍조 증상이 백인 여성에게는 55~75퍼센트가 나타나는 반면, 콩을 많이 섭취하는 동양 여성에게는 10퍼센트 정도만 나타난다.
- 노화를 방지한다 | 콩은 양질의 단백질뿐만 아니라 비타민 E가 풍부해 노화를 방지한다. 또한 콩에는 식물성 여성 호르몬이 들어 있어 폐경 후 여성에게 특히 좋다. 콩의 레시틴 성분은 뇌의 움직임을 활발하게 하여 뇌의 노화를 방지하며 머리를 좋게 한다.

콩은 동물성 단백질을 대체할 정도로 영양이 우수하다. 21세기 우리 민족의 건강은 콩에 달려 있다. 현미로 지은 콩밥에 된장·두부·콩나물 등의 19세기의 식생활로 돌아가자. 종종 콩만 먹고 어떻게 힘을 쓰냐고 푸념하는 사람들에게 나는 다음과 같이 말한다.

"소가 고기 먹고 힘내나요? 다 콩깍지 먹어서 힘쓰는 겁니다."

사람을 소에 비유하는 것이 무리일지 모르나 소와 사람 모두 장 구조가 채식에 적합하다는 점에서 틀린 말은 아니다. 나는 콩과 같은 식물성 단백질을 통해 장 기능이 좋아지는 것을 임상에서 경험하고 있다. 그러나 유전자 변형 콩으로 인해 우리의 몸이 오염될 위기에 처해 있다.

무엇을 어떻게 먹어야 하나 05

된장은 장을 살린다

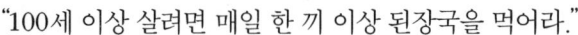

"100세 이상 살려면 매일 한 끼 이상 된장국을 먹어라."

원광대 김종인 교수가 전국의 100세 이상 장수자 1,284명 가운데 487명을 조사한 결과 거의 모든 장수자(94.9퍼센트)가 하루 한 끼 이상 된장국을 먹는 것으로 밝혀졌다. 1999년 8월, 아시아영양학대회에서는 21세기 건강식으로 발효 음식을 제시했다.

된장은 한민족의 국력이라 일컫는 콩을 발효시킨 것이다. 한국전쟁 때만 해도 된장이 없으면 싸울 수 없었다 할 정도로 한국인의 힘은 된장에서 나온다. 된장은 장내 유익균을 활성화시켜 장을 살리니, 오염 식품으로 인해 장 기능이 저하된 사람들에게 특효약이다.

임상에서 보면 장 문제가 있는 환자들이 많다. 사람들은 설사나 변비가 없으면 자신의 장이 건강하다고 믿지만 바나나 모양으로 굵고 길게, 그리고 황금색으로 물에 뜨는 변이 아닌 이상 장 기능이 정상적이라 볼 수 없다. 성인병은 물론 오십견 · 퇴행성 관절염 · 디스크와 같은 근골격계 질환마저도 장 문제로 접근하여 치료하는 나에게는 된장이 가장 우수한 약이다.

그러나 된장국이나 된장찌개가 대중적인 음식임에도 불구하고 장이 나쁜 환자가 많은 것은 된장을 제대로 요리하지 않기 때문이다. 요리할 때 처음부터 된장을 풀어 끓이는 것은 된장의 효과를 떨어뜨리므로 바람직하지 않다. 먼저 채소를 넣어 끓인 뒤 마지막에 된장을 풀어 1분 정도 살짝 끓여 먹어야 된장의 효능을 제대로 살릴 수 있다.

이보다 더 좋은 방법은 생된장을 먹는 것이다. 양파 · 부추 · 깻잎을 3:1:1의 비율로 다져 생된장에 버무려 하루 정도 숙성시킨 후 먹으면 좋다. 나는 환자들에게 이러한 된장 버무림을 하루 두세 숟가락씩 식사 때마다 먹게 한다. 소화 장애나 배에 가스가 찼을 때 먹으면 속이 편해지고, 심지어 고열이 있을 때에도 먹으면 손발이 따뜻해지면서 해열이 된다. 이처럼 된장은 소화제와 해열제를 대신한다. 된장을 약으로서 권하는 나를 별나게 보는 환자들도 된장의 위력을 직접 경험하고 나면 주위에 된장을 홍보하는 사람이 된다.

그런데 된장도 전통 방식으로 만든 것이라야 효과가 있으니, 공장에서 대량 생산하는 것은 소용이 없다. 된장은 손으로 정성스레 빚어 공기 맑고 통풍 잘되는 흙집에서 볏짚에 매달아 발효시킨 것이 최고다. 따라서 된장을 약으로 쓰고 싶다면 제대로 만든 것을 구하자. 그러나 전통 음식마저 인스턴트화가 되어 버린 현실에서 좋은 된장을 구하기도 어렵게 되었다.

무엇을 어떻게 먹어야 하나 06

김치는 금(金)치다

된장·치즈와 함께 3대 발효 식품으로 꼽히는 김치는, 식물성(콩) 발효식인 된장과 동물성(우유) 발효식인 치즈와 달리 식물성(배추·무·고추)과 동물성(젓갈) 재료가 어울려 발효된 것이다. 소금의 삼투작용과 미생물의 발효가 복합적으로 작용하여 숙성되는 김치는, 모든 발효 식품이 그렇듯 장(腸)을 살리는 효과가 있다. 김치의 젖산균은 장내 부패균의 번식을 억제하고, 섬유질은 물리적으로 장 내부를 청소해 준다.

또한 김치는 미네랄과 비타민이 풍부한 알칼리성 식품으로서, 육류를 많이 섭취해서 발생하는 혈액의 산성화를 예방한다. 소금 성분이 많아 고혈압 증세가 나타날 수 있다는 것은 기우에 불과하며, 오히려 혈전을 감소시킨다는 연구 결과가 나왔다. 따라서 성인병이 만연한 이 시대에 김치는 꼭 필요한 건강식이라 하겠다. 그러나 이와 같은 김치의 효과는 발효 과정을 거치지 않은 일본의 '기무치'에서는 기대할 수 없다.

이처럼 김치는 금(金)치로서 '금'의 가치를 갖는다. 옛날에는 김장하기 전에 목욕 재계를 하고, 간을 할 때에는 창호지로 입을 막았으며, 시어머니도 김장을 앞두고는 며느리를 나무라지 않았으니, 김치를 정말 금 다루듯 했다. 그러나 이제는 이 금이 고철이 될 위기에 처해 있다. 그것은 농약으로 오염된 배추와 무, 썩은 재료를 섞어 만든 고춧가루, 유통 과정에서 변질된 젓갈, 국산 소금으로 둔갑한 저질 중국 소금 때문이다.

요즘 김치의 또 다른 문제는 고춧가루 때문에 지나치게 맵다는 것이다. 사람들은 매운 김치를 당연하게 여기지만 고추가 임진왜란 때 일본에서 들어온 외래 작물임을 볼 때 본래 우리 김치는 고춧가루가 들어가지 않은 '백김치'다. 나는 기관지가 약한 환자를 보면 매운 음식을 즐겨 먹는지 확인한다. 매운맛이 기관지를 나쁘게 만들기 때문이다. 기관지 치료에 호전이 없는 환자들을 보면 늘 먹는 음식 중 특히 김치를 맵게 먹는 경우가 많다.

나 역시 기관지가 좋지 않아 고춧가루가 들어가는 음식은 멀리한다. 나의 단골 식당에서는 고춧가루를 빼고 조리한 음식을 내게 따로 내놓을 정도다. 매운 음식을 먹으면 바로 기관지에 이상을 느끼기 때문에 어쩔 수 없는 노릇이다. 문제는 사람들이 몸에 이상이 있으면서도 이를 감지하지 못하고 계속 맵게 먹는다는 것이다. 김치가 건강한 음식인 것은 사실이나 이처럼 너무 매우면 오히려 몸에 해롭다.

무엇을 어떻게 먹어야 하나 07

'무엇을' 다음에는 '어떻게'다

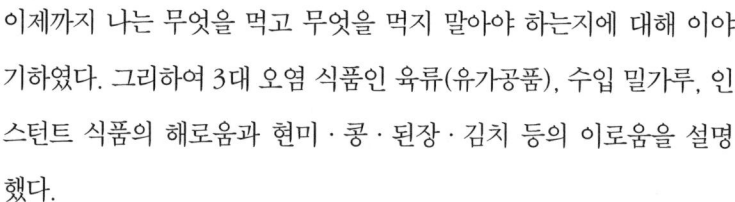

이제까지 나는 무엇을 먹고 무엇을 먹지 말아야 하는지에 대해 이야기하였다. 그리하여 3대 오염 식품인 육류(유가공품), 수입 밀가루, 인스턴트 식품의 해로움과 현미·콩·된장·김치 등의 이로움을 설명했다.

요즘 나는 예전에 들을 수 없었던 이야기를 듣는다. 먹지마 건강법을 철저히 지켰는데도 변화가 없다는 하소연 말이다. 먹지마 건강법이 널리 알려지면서 이를 실천하는 사람들 중에 이와 같은 하소연을 하는 경우가 많아졌다. 이는 몇 달 동안의 짧은 실천만으로 변화를 바라는 성급함 때문이기도 하지만, '무엇을' 만으로는 건강 문제를 완전히 해결할 수 없는 것도 사실이다. 이에 나는 '어떻게'를 말하기 위해 오식법(五食法)을 제안한다.

오식법이란 어떻게 먹을 것인지에 대한 다섯 가지 방법을 말하는 것으로, 내용은 다음과 같다.

- 조식(粗食) | 소박하게 먹자.
- 소식(小食) | 적게 먹자.
- 절식(節食) | 절도 있게 먹자.
- 합식(合食) | 함께 먹자.
- 안식(安食) | 편안하게 먹자.

먹지마 건강법을 통해 '무엇을'의 문제를 해결했더라도 '어떻게'의 문제, 즉 음식을 섭취하는 방법이 올바르지 못하면 식도(食道)를 누릴 수 없다. 상식적인 내용이지만 앞으로 설명할 오식법을 실천하면 큰 도움이 되리라 믿는다. '무엇을'의 문제를 해결한 사람에 한해서 말이다.

조식(粗食), 소박하게 먹자

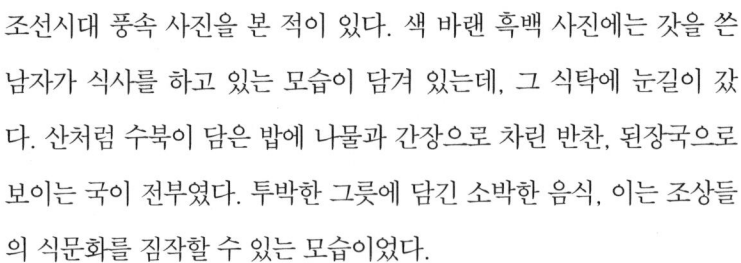

 조선시대 풍속 사진을 본 적이 있다. 색 바랜 흑백 사진에는 갓을 쓴 남자가 식사를 하고 있는 모습이 담겨 있는데, 그 식탁에 눈길이 갔다. 산처럼 수북이 담은 밥에 나물과 간장으로 차린 반찬, 된장국으로 보이는 국이 전부였다. 투박한 그릇에 담긴 소박한 음식, 이는 조상들의 식문화를 짐작할 수 있는 모습이었다.

 사진 속의 식탁에서는 단연 밥이 돋보였다. 세 사람 분량은 족히 될 법한 양(量)도 놀랍거니와, 사진으로도 느껴지는 거친 질감의 밥은 요즘 밥과는 사뭇 달랐다. '거친 질감의 밥'이라는 표현에서 그것이 현미임을 짐작할 수 있을 것이다. 이에 나는 거친 현미밥을 산처럼 수북이 담아서 먹는 우리 조상의 모습에 담긴 건강의 지혜를 전하고자 한다.

 누구나 거친(粗) 것을 싫어하고 부드러운(美) 것을 좋아하기 마련이지만, 거친 현미보다 부드러운 백미를 선호하는 것은 잘못된 식생활에서 비롯된 왜곡된 모습이다. 현미에 의한 조식(粗食)은 맛에서도 백미에 의한 미식(美食)보다 훌륭하기 때문이다. 인스턴트 식품으로 인해 미각이 변형되지 않았다면 백미의 달콤함보다 현미의 담담함이 더 즐겁다. 현미밥을 앞에 두고 함박 미소를 짓는 사진 속의 남자는 순수한 미각을 지니고 있었기에 그 맛을 즐기는 것이다. 따라서 현대인은 현미의 거친 맛을 싫어하는 자신의 미각이 정상적이지 못한 것임을 알아야 한다.

내가 먹지마 건강법을 시작한 지 얼마 안 되었을 때의 일이다. 어쩔 수 없이 빵을 먹어야 하는 상황이라 오랜만에 빵집을 찾았는데, 습성의 질김을 그때 깨달았다. 빵 중에서도 가장 부드러운 카스테라를 골랐던 것이다. 그러나 혀에서 녹아내리는 부드러움은 잠시뿐 배를 쥐어짜는 통증이 이내 밀려왔다. 그제야 왜 통밀 빵과 같은 조식을 택하지 않았나 하고 후회했다.

흰 쌀, 흰 밀가루, 흰 설탕의 삼백(三白) 식품은 조식의 섬유질이 제거된 미식이다. 채식을 한다 해도 미식을 즐긴다면 결코 건강할 수 없다. 나는 병약함을 면치 못하는 채식인을 볼 때마다 미식의 섭취 여부를 살핀다. 육류와 유가공품에 비해 곡물과 채소가 조식인 것은 사실이지만, 채식을 하면서도 흰 쌀, 흰 밀가루, 흰 설탕의 삼백 중심의 그릇된 식습관에서 벗어나야 한다.

그런데 이 같은 질적인 조식뿐만 아니라 양적인 조식도 있다. 《식(食)은 운명을 좌우한다》의 저자인 미즈노 남보쿠(水野南北)는 조식을 하는 사람은 행운을 잡는다고 하였다. 그가 말하는 조식이란 반찬 수를 줄인 밥상을 가리키는 것으로, 일반일채(一飯一菜), 반삼구채일구(飯三口菜一口)를 이른다. '일반일채(一飯一菜)'란 밥 1에 반찬 1의 비율로 먹는 것이고, '반삼구채일구(飯三口菜一口)'는 밥 3에 반찬 1의 비율로 먹는 것이다.

조식을 하면 흉한 운이 길하게 바뀐다는 남보쿠의 주장은 먹을거리가 부족하던 시절의 이야기로 현실적이지 못한 면이 있다. 그러나 음식물 쓰레기로 인한 환경 오염이 문제가 되는 요즘에 그의 이야기는 주목할 만한 가치가 있다. 국내에서 한 해에 버리는 음식물 쓰레기의 가치가 14조 원을 넘는다는 사실은, 조식이 개인의 건강뿐만 아니라 국가 경제를 위해서도 필요하다는 것을 보여 준다. 이 돈은 1999년 국내 자동차 수출액과 맞먹고 월드컵 경기장을 70개나 지을 수 있는 액수로, 이 같은 낭비는 미식만 찾는 식생활에서 비롯된 것이다.

상다리 부러지게 차린 반찬에, 그 반찬도 육류와 삼백으로 채운 우리의 아름다운(美) 식탁을 남보쿠가 보았다면 타고난 복도 스스로 차버린다고 경고할 것이다. 재산 운을 타고나 물질적으로 남부럽지 않고 명예 운을 타고나 만인의 존경을 받아도 건강을 잃으면 한순간에 물거품이 되고 마니, 미식에 탐닉하여 생긴 병은 길한 운을 흉하게 바꾼다.

또한 남보쿠는 조식을 함에 때(時)를 강조하였다. 그는 제철에서 벗어난 음식도 미식이라고 지적했으니, 더운 여름에는 몸을 시원하게 하는 잎채소와 보리를, 추운 겨울에는 몸을 따뜻하게 하는 뿌리채소와 쌀, 그리고 해조류를 조식으로 삼았다.

　나는 조식을 함에 때(時)와 함께 장소(空)도 중요하게 생각한다. 비닐하우스의 등장으로 음식의 때를 놓쳤듯이 수입 농수산물의 범람은 음식의 장소와 관련하여 문제를 일으키기 때문이다. 수입 농산물의 오염 실태를 볼 때 신토불이(身土不二)는 우리 농민뿐만 아니라 국민 전체를 살리자는 뜻을 갖고 있다. 헬렌 니어링의 《소박한 밥상》이 아무리 훌륭하다 해도 그것은 미국인의 조식이지, 문화가 다른 우리에게는 재료 구하기도 어렵고 내용도 낯선 미식이다. 소박한 밥상은 때와 장소가 어우러지는 조식에서 나옴을 알아야 할 것이다.

무엇을 어떻게 먹어야 하나 09

소식(小食), 적게 먹자

폭식 환자는 치료가 어렵다. 폭식과 같은 식이 장애는 마음의 문제여서 음식을 대하는 마음이 변하지 않으면 먹지마 건강법도 소용없기 때문이다. 그런데 현대인들 대부분이 폭식까지는 아니더라도 과식하는 습관을 가지고 있다. 식사량의 기준을 배부름에 두는 것이다.

이러한 과식과 폭식은 조식(粗食)만으로는 치료에 한계가 있다. 이에 '복팔분무의(腹八分無醫)'라는 옛 중국인의 가르침에 주목해야 할 것이다. 이는 배의 80퍼센트만 채우면 의사가 필요 없다는 뜻으로 소식(小食)의 중요성을 담고 있다.

세계적인 장수학자인 모리시타(森下敬一) 박사는 장수의 조건으로 조식과 소식을 꼽았다. 타고난 운명에 상관없이 조식하면 복을 받는다고 주장했던 관상가 미즈노 남보쿠도 조식에 그치지 않고 소식을 해야 운이 트인다고 했다. 사람은 각자 평생 먹을 양만큼의 식록(食祿)을 갖고 태어나므로 서둘러 먹어치울수록 빨리 병들어 죽는다는 미즈노 남보쿠의 가르침은 미신이 아니다. 소식해서 남은 음식을 남에게 베풀면 팔자에 없던 복이 생기고, 그 복이 자손에까지 미친다는 '적선지가필유여경(積善之家必有餘慶)'은 인과의 법칙에 따른 진리다.

관상을 볼 때 조식과 소식 여부를 먼저 확인했던 미즈노 남보쿠처럼 나도 환자의 식습관을 점검한다. 질병도 복이 있어야 쉽게 고치는 까닭에 조식과 소식으로 얼마나 복을 짓고 있는지 확인하는 것이다. 따라서 과식과 폭식의 습관이 있는 환자는 타고난 복도 도망가니, 이처럼 스스로 복을 차버리는 한 의사의 치료도 소용없다.

"어제 과식했더니 속이 불편합니다. 어떻게 하면 좋을까요?"

이런 질문에 나는 간단히 답한다.

"과식하지 마세요."

과식과 폭식에 견디는 위장을 바라지 말자. 과식으로 속이 불편한 것은 당연하므로, 위장병의 원인을 환자 자신이 알고 있는 이상 소식을 통해 스스로 고쳐야 한다.

조식과 소식은 음식에 대한 '아쉬움'이다. 소박하게 먹는 조식은 음식에 대한 질적인 아쉬움이고, 적게 먹는 소식은 양적인 아쉬움이다. 먹지마 건강법은 이와 같은 질적이고 양적인 아쉬움을 강조하는데, 마음에는 아쉬움이 남지만 건강에는 플러스 효과가 생긴다. 얻는 만큼 잃는 것이 있다는 인과의 법칙에 따라 포만감이라는 플러스 감정은 건강에는 마이너스로 작용한다.

배가 적당히 빈 상태에서 느껴지는 몸의 가벼움은 무척이나 상쾌하다. 속이 비면 바로 기운이 빠지는 저혈당 환자와 달리 건강한 사람은 속이 어느 정도 비어야 활력이 생긴다. 조식을 하는 사람이 흔히 듣는 말이 많이 먹으라는 것이다. 밥하고 풀만 먹으니 그거라도 많이 먹어야 힘나지 않겠냐는 것이다.

그런데 나의 밥그릇은 작다. 밥과 풀 그리고 된장뿐인 소박한 밥상에 그나마 양까지 적으니 사람들은 내가 마른 이유를 알겠다고 한다. 그러나 나는 그 말에 신경 쓰지 않는다. 진정 중요한 것은 외형의 풍성함이 아니라 몸의 가벼움과 마음의 상쾌함이기 때문이다.

물론 지나친 소식, 즉 거식(拒食)에 따른 식이 장애는 해롭다. 영양을 고려하지 않은 소식 역시 건강을 해친다. 조식과 소식은 건강이라는 수레를 지탱하는 양 바퀴와 같다. 조식이라도 과식으로 소화 장애가 생기면 미식하느니만 못하고, 소식하더라도 흰 쌀, 흰 밀가루, 설탕을 먹으면 영양 결핍이 생긴다. 따라서 소식에는 조식이 반드시 뒷받침되어야 한다.

무엇을 어떻게 먹어야 하나 10

절식(節食), 절도 있게 먹자

 나는 비빔밥을 싫어한다. 풀 먹는 한의사가 비빔밥을 멀리하는 것이 놀라울 것이다. 그런데 여기에는 특별한 이유가 있다. 맛과 향이 다른 나물들이 고추장의 매운맛에 묻혀 나물 고유의 풍미가 느껴지지 않기 때문이다.
 이런 내가 요즘 비빔밥을 즐기고 있다. 인사동에 위치한 시천주(詩泉酒)라는 식당에서 말이다. 이렇게 된 데에는 시천주의 비빔밥이 나물 각각의 개성을 맛보게 하기 때문이다. 대개의 비빔밥은 밥 위에 나물이 얹어 나오지만, 시천주에서는 비빔밥에 들어갈 나물이 따로 나온다. 그 나물을 사람들은 밥에 다시 섞지만 나는 그것을 그냥 반찬으로 삼으니, 시천주의 비빔밥은 나에게는 비빔밥이 아닌 셈이다. 비빔밥의 나물을 밥에 섞지 않고 따로 먹는 나의 모습이 별나 보이지만, 이제는 다른 사람들도 비빔밥을 비빔밥같지 않게 먹는다.
 나는 본능적으로 섞는 것을 거부한다. 한의학 연구에서도 다양한 이론을 섞어 짜깁기하지 않고 각각의 특성을 분석한다. 이러한 습성은 선천적으로 타고난 금(金)의 절제력에서 나오는데, 내가 기호 식품을 먹지 않고 잡다한 취미에도 관심이 없는 것은 무언가에 대한 탐닉을 거부하기 때문이다. 단순한 생활이 지루하기는 하지만 절도 있는 생활 속에서 하나로 집중되는 힘을 경험하면서부터는 그것을 즐기고 있다.

단순할수록 힘이 집중되는 것은 식사에서도 마찬가지다. 절도 있는 단순한 식사법에서 건강에 집중되는 힘 즉 자가치유력이 나온다. 그런데 우리나라 사람들은 하나로 섞는 것을 좋아한다. 그래서 전통 음식에서도 '섞는' 요리가 많다. 오행(五行) 중에서 목기(木氣)가 강한 우리 민족은 무조건 하나로 합치는 것을 미덕으로 여겨 문화의 다양성을 인정하지 않는 경향이 있다. 반면 금기(金氣)가 강한 일본 민족은 절도를 주요 덕목으로 삼는데, 그래서 요리에서도 우리의 섞는 요리와 반대로 '나누는' 요리가 많다. 장수하는 일본인의 건강은 이러한 음식 절도에서 나온다.

"군자는 언어를 신중히 사용하고, 음식을 절제한다(君子以愼言語, 節飮食)."

《주역(周易)》에 나오는 이 말은 절식(節食)의 중요성을 강조한다. 여기서 절식이란 요리의 섞음을 경계하는 공(空)적인 절도뿐만 아니라, 식사 시간이 규칙적이어야 한다는 시(時)적인 절도도 포함한다.

내가 소화기 질환을 전문적으로 치료하면서 얻은 교훈이 두 가지 있다. 몸이 건강하려면 첫째로 소화기가 틈틈이 쉬어야 한다는 점, 둘째로 소화기의 활동 시간이 규칙적이어야 한다는 점이다. 현대인의 잘못된 식습관 가운데 하나가 속이 빈 상태로 그냥 두지 않는다는 것이다. 그러나 자연치유력은 빈속에서 발휘된다. 단식(斷食)이 가장 전통적인 자연 요법으로 자리 잡은 이유가 여기에 있으니, 이는 아프면 아무것도 먹지 않는 짐승을 관찰하면서 얻은 지혜다.

그러나 '빈속'이 굶주림을 뜻하는 것은 아니다. 그것은 절식으로 속이 약간 허전한 상태를 의미한다. 이에 간식은 절식을 하는 데 장애물이다. 허전하다고 간식을 하면 소화기가 쉴 수 없기 때문이다. 따라서 먹지마 건강법에서는 간식을 삼간다. 간식을 금하는 절식을 통해 소화기가 안정되면 어떠한 질병도 치유된다는 것을 명심하자.

소식(小食)을 한다 해도 수시로 먹어 소화기가 피로해지면 병에 걸린다. 이에 소식은 절식을 통해 완성된다. 그리고 조식(粗食)을 하면 섬유질에 의한 포만감으로 간식의 필요성을 느끼지 못하게 되므로 절식을 방해하는 허기를 막을 수 있다. 이처럼 소식은 절식을 통해 완성되고, 절식은 조식의 도움을 받는다.

나는 환자들에게서 아침밥을 먹어야 하는지에 대한 질문을 많이 받는다. 이에 대한 내 대답은 궁색한데, 그것은 식사 횟수가 중요하지 않기 때문이다. 하루에 한 번이든 두 번이든 식사에서 중요한 것은 시간의 '규칙'에 따른 소화기의 '휴식'이다. 그런데도 구체적인 답을 바라는 사람에게 나는 불가(佛家)의 규율인 '오후불식(午後不食)'을 알려 준다. 이는 정오가 지나면 먹지 않는 것인데, 실천하기 어려운 까닭에 나는 오후불식 대신 '칠후불식(七後不食)'을 권한다. 즉 저녁 7시 이후로는 아무것도 먹지 말라는 뜻이다.

위 내시경의 권위자인 신타니(新谷弘實) 선생은 수만 명의 환자의 식습관과 소화기 상태를 조사한 결과, 잠자기 5시간 전에는 음식을 먹지 말라고 하였다. 내가 권하는 칠후불식은 밤 12시 취침을 기준으로 했을 때 그의 가르침에 따르는 절식 방법이다. 아울러 오후불식도 그의 가르침과 통한다. 석가모니 시절에는 해 떨어지면 바로 잠에 들었기 때문이다. 칠후불식은 현 시대에 맞는 오후불식으로서, 건강을 지키는 가장 핵심적인 절식 방법이다.

무엇을 어떻게 먹어야 하나 11

합식(合食), 함께 먹자

우리나라 사람들이 이탈리아에 가면 그들의 식사 시간에 놀란다. 무려 두 시간이 넘게 걸리기 때문이다. 이는 가족끼리 대화를 나누면서 식사하는 관습 때문인데, 가족이 각기 다른 생활을 하고 있어도 식사를 위해서는 모두 한자리에 모인다고 한다. 영화 〈대부〉에서 내게 가장 인상적인 장면은 3대에 걸친 대가족이 모두 함께 식사하는 모습이었다. 가족이 각기 따로 식사하는 생활에 익숙한 나에게 그 모습은 인상적일 수밖에 없었다.

나는 여럿이 함께하는 식사가 어색하다. 보통 한의원에서는 원장과 간호사들이 함께 식사하는데 나는 혼자 먹는다. 식사를 함께하면 간호사들의 이런저런 의견도 들을 수 있어 좋지만, 오랜 세월 동안 혼자 먹는 습관이 몸에 배어 그것이 편하기 때문이다. 나에게는 조식(粗食)과 소식(小食), 절식(節食)보다 여럿이 먹는 합식(合食)이 어렵다. 설사 합식을 해도 묵묵히 식탁만 바라보며 먹는 나의 모습에 사람들이 불편해 한다. 두런두런 이야기를 나누며 식사하면 소화에도 도움이 된다고 하지만, 나는 오히려 소화가 힘들다.

그러나 이제 이런 독식(獨食)의 습관에서 벗어나려고 한다. 나의 내성적인 성격이 독식에서 나오기 때문이다. 사람은 타인과 어울리면서 사람답게 된다. 따라서 합식은 인간이 성숙하는 한 방법이다. 건전한 사회는 가정의 식탁에서 시작되는데, 비행 청소년들은 공통적으로 독식을 한다. 맞벌이 부모로 인해 혼자 인스턴트 식품으로 배를 채우는 것이다. 이와 같은 독식은 가족 간의 대화를 단절시켜 성숙한 인간으로 성장하는 것을 방해한다. 자녀가 사회적으로 성숙하기를 바란다면 온 가족이 모여 식사하자.

합식이 가능해졌다면 가족 모두 요리에 참여하기를 바란다. 아이와 어른이 함께 어울려 만들고 함께 먹는 것이 합식의 가장 이상적인 모습이기 때문이다. 음식에 많은 정성이 들어간다는 사실을 아이들에게 알려 주면 어머니에게 감사하는 마음이 생기고 음식을 귀히 여기게 된다. 가족이 함께 어울려 음식 재료를 고르고 요리하고 식사하는 가정이 많아질수록 사회는 건강해진다. 합식에서 요리와 식사는 교육이다. 아이들은 주방과 식탁에서 나누는 부모와의 대화를 통해 인간다움을 배우는 것이다. 그러므로 아이들을 지금처럼 식탁에 혼자 내버려두지 말자.

무엇을 어떻게 먹어야 하나 12

안식(安食), 편안하게 먹자

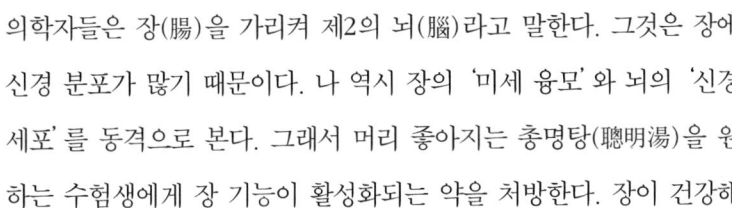

의학자들은 장(腸)을 가리켜 제2의 뇌(腦)라고 말한다. 그것은 장에 신경 분포가 많기 때문이다. 나 역시 장의 '미세 융모'와 뇌의 '신경세포'를 동격으로 본다. 그래서 머리 좋아지는 총명탕(聰明湯)을 원하는 수험생에게 장 기능이 활성화되는 약을 처방한다. 장이 건강해야 머리도 총명해진다고 생각하기 때문이다.

장은 스트레스에 민감하다. 이는 '과민성 대장 증후군'을 통해서도 알 수 있는데, 설사와 변비가 교차하면서 복통을 일으키는 이 병은 약과 음식만으로는 해결되지 않는다. 먹지마 건강법을 실천하는데도 장 기능이 개선되지 않는 환자들은 공통적으로 심리 상태가 불안하다. 음식 관리를 잘 하는 나도 예민한 성격 탓에 복통을 자주 느낀다. 뇌 신경이 스트레스로 자극을 받을 때마다 장 융모도 함께 뒤틀리는 것이다. 내가 안식(安食)의 중요성을 강조하는 이유가 여기에 있다.

도시락을 들고 다니는 나도 가끔은 외식을 한다. 진료에 쫓겨 10분

만에 게 눈 감추듯 먹는 망식(忙食)을 피하고 싶어서다. 조식(粗食)·
소식(小食)·절식(節食)을 위해 마련한 도시락이라도 마음이 불안한
상태에서 먹을 바에는 차라리 외식이 나을 것이다. "밥 먹을 때에는
개도 건드리지 않는다"라는 말도 있는데, 이는 곧 안식을 뜻한다.

평소 잘 지내다가도 식사 때만 되면 언성을 높이는 부부가 있었다.
그런데 나의 눈에는 부인의 바가지를 한 귀로 흘리며 묵묵히 밥만 먹
는 남편이 도인처럼 보였다. 망식 속에서도 음식을 잘 소화한 때문이
다. 이처럼 망식으로 왜곡된 합식(合食)은 독식(獨食)보다 못하다. 따
라서 합식을 제대로 하려면 반드시 안식이 뒷받침되어야 한다.

마음이 불안할 때에는 굶는 것이 낫다. 먹어야 힘이 난다는 생각에
억지로 식사하게 되면 오히려 병이 난다. 위장이 경직되어 소화력이
떨어지기 때문이다. 그래서 나는 위경련 환자에게 긴장될 경우에는
굶으라고 말한다. 이는 소화기계 환자뿐만 아니라 소심하거나 내성적
인 사람들에게도 해당된다.

나의 식사 습관은 조금 별난 데가 있다. 빨리 먼저 먹은 다음 상대
의 밥 먹는 모습을 바라보는 것이다. 그러나 이와 같은 망식의 습관을
개선하지 않고서는 건강한 장을 기대하기 어렵다. 안식과 망식은 밥
먹는 속도가 아니라 음식을 씹는 횟수에 따라 좌우된다. 치아는 뇌와
장을 이어주는 접점으로서 뇌신경과 장 융모를 동시에 활성화시킨다.
따라서 안식의 목표는 편안한 마음으로 잘 씹어 먹는 데에 있다. 제대
로 씹어 먹지 않는 망식은 시동이 걸리지 않은 자동차를 억지로 견인

하다가 고장 내는 것 같은 속병을 일으킨다.

  저작(咀嚼)은 음식을 조각내는 단순한 행위가 아니다. 그것은 우리 몸의 하늘(뇌신경)과 땅(장 융모)을 만나게 하는 숭고한 행위다. 우리 조상이 아침마다 이빨 부딪치기 운동을 했던 것도 이 때문이다. 이 운동은 머리를 맑게 하고 뱃속을 편안하게 만든다. 불안하거나 초조할 때 이빨이 저절로 떨리는 것은 마음을 진정시키려는 인체의 자연 반응이다. 이에 편안한 마음으로 잘 씹어 먹는 안식은 마음의 병도 다스린다.

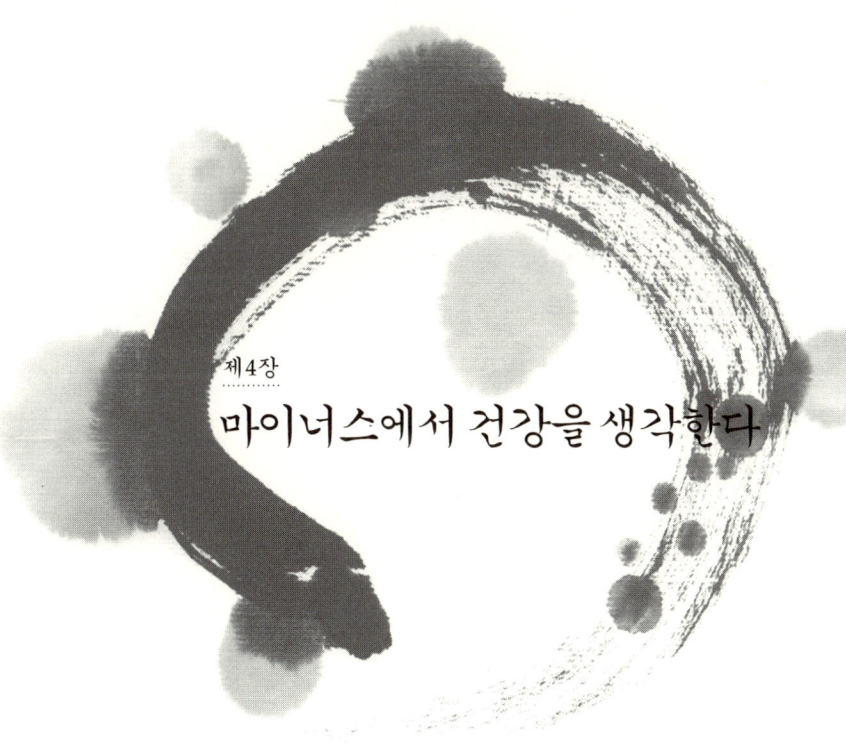

제4장
마이너스에서 건강을 생각한다

마이너스에서 건강을 생각한다 01

아토피는 유전이 아니다

특정 질환을 전문적으로 치료하는 '클리닉'이라는 의료 형태가 유행이다. 그런데 클리닉이라는 말이 붙는 질환은 완치가 어렵다는 공통점이 있다. 아토피 역시 여기에 해당하는데, 아토피 클리닉을 표방하는 의료 기관이 많은 것은 그만큼 치료가 쉽지 않다는 뜻이기도 하다. 나는 한의사로서 처음 임상에 접하면서 아토피 환자가 엄청나게 많다는 사실에 놀랐다. 아토피 클리닉이 번성하는데도 오히려 환자가 늘어나고 있는 현실은 치료보다 예방이 중요함을 깨닫게 한다.

"아토피 소인을 가지고 있는 사람의 피부에 나타나는 일련의 알레르기"로 정의되는 아토피는, '아토피 소인'이라는 말에서 알 수 있듯이 유전적인 것으로 인식되고 있다. 그러나 아토피는 유전이 아니다. 만약 아토피가 유전이라면 유전자 조작 외에는 예방법이 없을 것이다. 그러나 아토피는 음식과 주거 환경의 개선을 통해 예방이 가능하다. 그것은 유전자의 문제가 아니라 음식과 주거 환경이 오염되어 생기는 환경 질환이기 때문이다. 우선 아토피는 다음과 같은 음식 관리를 통해 예방할 수 있다.

· 육류와 유가공품의 섭취를 제한한다.
· 성질이 열(熱)한 음식은 피한다.
· 인스턴트 식품은 먹지 않는다.
· 친환경 농산물을 먹는다.

아토피는 혈열(血熱) 즉 혈액이 열해서 생기는 것이다. 유아기의 아토피를 태열(胎熱)이라고 부르는 이유가 여기에 있다. 따라서 동물성 음식과 매운 음식은 열을 조장하므로 바람직하지 않다. 임신부는 이러한 음식이 태아의 혈액을 열하게 만들므로 더 조심해야 한다. 임신부의 잘못된 식습관이 아토피를 만드는 것인데, 아토피가 유전적 질환으로 인식되는 것은 이처럼 엄마의 뱃속에서 시작되기 때문이다.

혈액이 열하다는 것은 면역 체계가 과민하다는 뜻이다. 장(腸) 점막이 손상될수록 면역이 과민해지므로 항생제 · 호르몬 · 방부제 · 농약 · 식품첨가물 같은 장 점막을 손상시키는 오염 물질을 차단해야 한다. 이것이 인스턴트 식품을 금하고 친환경 농산물을 찾는 이유다. 아토피가 가족력을 보이는 것은 유전 때문이 아니라 집안의 식습관이 대물림되기 때문이다. 기름진 음식과 매운맛을 좋아하고 인스턴트 식품을 즐기는 식습관 말이다.

통계에 따르면 아토피의 50퍼센트는 두 돌 이내에, 25퍼센트는 청소년기에 자연 소실된다. 나이가 들수록 인체 생리가 양(陽)에서 음(陰)으로 넘어감으로써 혈액의 열이 저절로 다스려지기 때문이다. 그러나 아토피의 25퍼센트는 성인이 되도록 지속되는데, 이는 기름지고 열하며 오염된 음식을 계속 먹어 혈열이 식지 않기 때문이다. 따라서 임신 중의 부적절한 음식 섭취로 인해 태열을 갖고 태어난 아이는 오염 식품을 금지시켜 장차 자연스럽게 열이 사라지도록 해야 할 것이다. 아토피는 예방이 최선이다. 이를 위해 임신부들은 먹지마 건강법을 적극적으로 실천하기를 바란다.

마이너스에서 건강을 생각한다 02

아토피 앞에서는 겸손해진다

한의사가 되면서부터 특별한 관심으로 아토피 연구를 시작했던 나는 먹지마 건강법을 바탕으로 아토피 완치에 노력해 왔다. 아토피는 현대 문명에서 비롯한 환경병이라는 사실을 인식한 덕에 효과를 본 환자들에게서 감사의 말을 많이 들었다. 그러나 시간이 지나면서 나의 자만은 무너졌다. 먹지마 건강법을 실천하는데도 호전되지 않는다며 하소연하는 환자들, 한약을 먹었더니 더 심해졌다는 환자들, 2차 감염으로 병원에 입원하여 피해 보상을 요구하는 환자들이 생기면서 그동안의 감사의 말도 잊고 치료에 대한 자신감도 사라진 것이다.

나는 독소를 몸 밖으로 발산하는 치료법을 사용하기 때문에 치료 과정에서 아토피 증세가 더 심해진다. 이를 배독(排毒)이라 하는데, 나이가 어리고 스테로이드를 많이 사용한 환자일수록 심하다. 그런데 이것이 비록 치료 과정에서 생기는 일이라 해도 곤혹스럽다. 몸이 더 가렵고 진물이 나니 말이다. 그러나 일단 피부가 가렵고 진물이 나기 시작하면 이를 멈추게 할 도리가 없다. 한의사들은 생약으로 만든 연고로 배독의 고통을 최소한으로 줄이고자 노력한다. 한방에서 아토피 치료의 성패는 외용약으로 배독의 고통을 얼마나 덜어내느냐에 있을 것이다.

나 역시 처음에는 외용약 개발에 심혈을 기울였다. 그러나 지금은 일절 쓰지 않는다. 같은 약이라도 사람마다 반응이 달라 치료를 혼란스럽게 만들기 때문이다. 아토피에 바르면 좋은 연고가 수없이 많은 것은, 어느 것 하나 확실한 치료약이 아님을 뜻한다. 이것은 아토피가 환경병이기 때문이니, 환경의 개선 없이는 그 어떤 약도 소용없다.

아토피의 가려움과 진물은 병리 현상이 아니라 인체가 병을 치유하려는 몸부림의 표시다. 그것은 독소를 몸 밖으로 밀어내는 과정에서 생기는 것으로, 아토피는 가려울 때까지 가렵고 진물이 날 때까지 나야 치료가 된다. 아토피의 재발은 독소가 완전히 빠져나가지 않은 상태에서 가려움과 진물을 멈추려 하기 때문에 생기는 것이다. 따라서 나는 독소가 빠질 때까지 더 가렵고 더 진물이 나도록 만든다. 아이들일수록 배독 현상이 심한 것은 성인에 비해 자연치유력이 강하기 때문이다.

사회가 문명화되면서 음식과 공기를 통해 몸속으로 들어오는 화학 독소가 엄청나게 많아졌다. 이에 인체는 정화 한계를 넘어서는 독소를 밖으로 밀어내는 최후의 방법을 동원한다. 그런데 사람마다 독소를 밀어내는 부위가 다르다. 어떤 사람은 피부로 밀어내고 어떤 사람은 소변과 대변으로 배출하는데, 피부를 통해 독소가 빠져나가는 사람이 곧 아토피 환자들이다. 아토피는 독소를 몸 밖으로 쫓아내는 과정이 피부에서 벌어지는 현상인 것이다. 아토피 환자에게 오히려 성인병이 적은 것은, 독소를 몸 안에 쌓아 두었다가 만성 질환으로 터져 나오는 사람들과 달리 외부에서 독소가 유입되면 피부로 내보내기 때문이다.

결론적으로 말해 아토피는 질병이 아니기 때문에 관리의 측면에서 접근해야 한다. 그러기 위해서는 한방 치료로 자연치유력을 향상시켜 인체의 해독 처리량을 늘림으로써 피부로 밀려나가는 독소를 줄이거나, 독소가 피부가 아닌 소변과 대변으로 배출되게 할 수도 있지만, 근본적으로는 음식과 공기를 통해 유입되는 독소량을 줄여야 한다. 따라서 아토피는 병원에서 치료하는 질환이 아니다. 내가 아토피 앞에서 겸손해지는 이유가 여기에 있다.

마이너스에서 건강을 생각한다 03

갱년기는 가을로 넘어가는 자연 현상이다

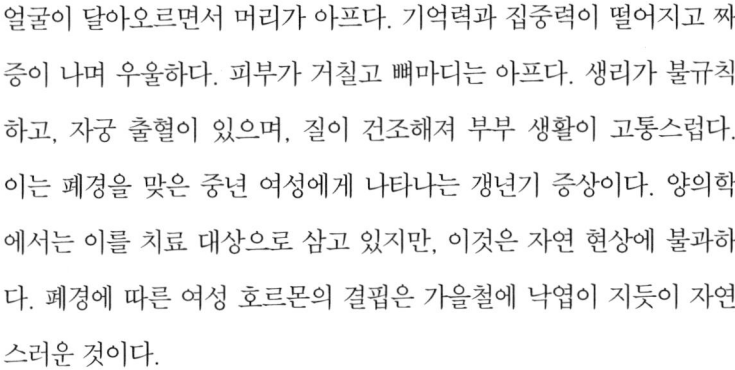

얼굴이 달아오르면서 머리가 아프다. 기억력과 집중력이 떨어지고 짜증이 나며 우울하다. 피부가 거칠고 뼈마디는 아프다. 생리가 불규칙하고, 자궁 출혈이 있으며, 질이 건조해져 부부 생활이 고통스럽다. 이는 폐경을 맞은 중년 여성에게 나타나는 갱년기 증상이다. 양의학에서는 이를 치료 대상으로 삼고 있지만, 이것은 자연 현상에 불과하다. 폐경에 따른 여성 호르몬의 결핍은 가을철에 낙엽이 지듯이 자연스러운 것이다.

사람이 태어나서 성장하고 늙다가 죽는 것은 봄·여름·가을·겨울의 순환과 같다. 한의학에서는 천인상응(天人相應)이라 하여 자연과 인간이 서로 통한다고 본다. 이와 같은 관점에서 갱년기는 여름에서 가을로 넘어가는 과정이다. 즉 활동적인 여름을 거쳐 결실을 맺는 가을로 들어가는 성숙 단계인 것이다. 따라서 이를 질병으로 여겨 호르몬으로 치료하는 것은 자연의 섭리를 거스르는 행위다.

그런데 이 갱년기 증상이 어떤 사람에게는 참을 수 없는 고통이 된다. 갱년기를 자연에 비유하면 늦여름 태풍과 같은데, 여름의 지나친 양기(陽氣)를 식혀 가을의 음기(陰氣)로 수렴하는 과정에서 발생하는 태풍의 영향이 자연 재해로 커지는 사람이 있는 것이다. 이러한 경우에는 한방 치료를 통해 피해를 최소화하는 것이 좋다. 그러나 태풍 자체를 없애서는 안 된다. 내가 갱년기 증상에 호르몬 사용을 반대하는 것은, 그것이 태풍을 소멸시키는 치료이기 때문이다. 따라서 호르몬으로 노화를 거부하지는 말자. 이는 여름 해변에서 놀기만 좋아했지 가을의 낭만은 즐기지 못하는 철없는 짓이다.

갱년기의 고통을 줄이려면 오행(五行)에서 화(火)를 피하고 금(金)을 키워야 한다. 자연의 양기가 음기로 급격하게 넘어가는 순간에 태풍이 몰아치듯이, 갱년기는 인체 생리가 양에서 음으로 변화하는 것으로 이는 화가 금으로 이어지는 과정이다. 청장년의 화기(火氣)가 중년의 금기(金氣)로 바뀌는 이 민감한 시기에는, 화를 누르면서 금을 키워야 화가 금으로 자연스럽게 바뀐다. 화기가 성하고 금기가 쇠할수록 변화에 대한 부담이 커진다. 현대인의 갱년기가 병적인 것은 생활 습관이 화를 조성하고 금을 쇠하게 만들기 때문이다.

얼굴이 갑자기 붉어지는 홍조와 우울·불안·건망증 등의 신경 증상과 심혈관 질환은 화기가 성한 것이다. 반면 피부의 탄력 손실과 골다공증, 질 건조, 외음부 가려움, 요실금 같은 비뇨생식기 질환은 금기가 쇠한 것이다. 이에 지나친 화를 누르고 부족한 금을 북돋우면 호르몬에 의존하지 않고도 갱년기 증상을 이겨낼 수 있다.

　폐경기의 여성은 화의 음식(지방·단백질)보다 금의 음식(섬유질)을 섭취해야 한다. 아울러 꾸준한 운동으로 화기를 발산해야 한다. 인체 장부 중 심장과 소장은 화에, 폐장과 대장은 금에 속한다. 갱년기에 정신의 안정과 함께 오염 식품을 금하게 하는 것은 심장과 소장의 항진을 막기 위함이고, 규칙적인 운동과 자연식의 섭취를 권하는 것은 폐장과 대장의 기능을 돕기 위함이다. 실제로 나는 갱년기 여성들에게 이와 같은 관리를 바탕으로 화와 금을 다스리는 치료를 함으로써 호르몬을 중단해도 불편 없이 생활할 수 있도록 돕고 있다.

마이너스에서 건강을 생각한다 04
자궁의 건강은 장에 달렸다

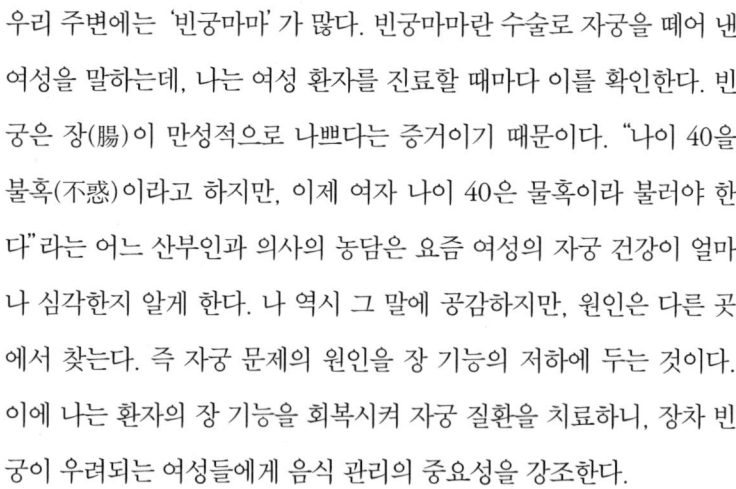

우리 주변에는 '빈궁마마'가 많다. 빈궁마마란 수술로 자궁을 떼어 낸 여성을 말하는데, 나는 여성 환자를 진료할 때마다 이를 확인한다. 빈궁은 장(腸)이 만성적으로 나쁘다는 증거이기 때문이다. "나이 40을 불혹(不惑)이라고 하지만, 이제 여자 나이 40은 물혹이라 불러야 한다"라는 어느 산부인과 의사의 농담은 요즘 여성의 자궁 건강이 얼마나 심각한지 알게 한다. 나 역시 그 말에 공감하지만, 원인은 다른 곳에서 찾는다. 즉 자궁 문제의 원인을 장 기능의 저하에 두는 것이다. 이에 나는 환자의 장 기능을 회복시켜 자궁 질환을 치료하니, 장차 빈궁이 우려되는 여성들에게 음식 관리의 중요성을 강조한다.

자궁은 오행(五行) 중 수(水)에 해당한다. 금(金)에서 수가 생기는 오행상생(五行相生)의 이론에서 볼 때 금에 속하는 장이 약하면 그 자식인 자궁(水) 역시 나빠진다. 즉 기능이 떨어져 아래로 처진 장이 자궁을 압박하여 생긴 울혈(鬱血)이 물혹·근종 등의 문제를 일으키는 것이다. 따라서 금기(金氣)와 수기(水氣)를 돕는 한방 치료를 통해 처진 장을 올리면서 울혈을 풀어 주면 자궁 질환이 치료된다.

나는 여성 환자들에게 금기를 억압하고 장을 처지게 만드는 음식을 먹지 말라고 한다. 화(火)가 금을 누르는 오행상극(五行相克)의 이론은, 화기(火氣)를 막아야 금기가 키워짐을 말해 준다. 따라서 자궁 질환을 치료하려면 화기를 조장하는 육류와 유가공품부터 피해야 한다. 또 장을 처지게 하는 밀가루 역시 좋지 않다.

자궁 문제를 호소하는 여성들은 공통적으로 육류와 밀가루를 즐기는 식습관을 가지고 있는데, 그들의 아랫배가 이를 증명한다. 육류와 밀가루로 인한 장하수(腸下垂)로 아랫배가 나오게 되는 것이다. 자궁 질환의 치료 기간이 상대적으로 긴 것은, 그것이 철저한 음식 관리가 필요한 장 기능 저하에서 비롯하기 때문이다.

장하수에 따른 자궁의 울혈은 처음에는 생리통과 생리 불순으로 가볍게 시작되지만, 결국에는 '여자 나이 40이면 물혹'이라는 말을 듣게 한다. 따라서 빈궁마마가 되지 않으려면 육류·유가공품·밀가루와 같이 무거운 음식을 피하고 금기를 키우는 섬유질을 많이 먹어 평소 자궁을 건강하게 만들어야 한다.

장하수로 야기된 자궁 문제 때문에 자궁을 적출하여 빈궁으로 만들어 버리면 장이 아래로 더 처지는 악순환이 벌어진다. 내가 여성 환자들에게 빈궁 여부를 묻는 것은, 만약 빈궁일 경우 그만큼 치료 기간이 길어지기 때문이다. 먹지마 건강법으로 자궁 질환을 예방하는 것이 최선이지만, 자궁에 문제가 생겼더라도 바로 빈궁으로 만들기보다 철저한 음식 관리와 한방 치료로 다스리기를 바란다.

한편 원인 불명의 불임 역시 장 기능 저하에서 야기된다. 불임 치료로 유명한 어느 한의사는 환자들에게 인스턴트 식품부터 금하라고 한다니, 그도 나처럼 불임의 원인을 장에 두는 것이다. 장을 치료하다 보면 환자가 덜컥 임신하게 되는 상황이 자주 벌어진다. 장 치료약을 복용하는 여성에게 피임을 당부할 정도이니, 이는 불임이 장 치료로 해결된다는 것을 보여 주는 대목이다. 따라서 불임으로 고통받는 사람들은 우선 먹지마 건강법을 실천하기를 바란다. 식욕을 통제하는 노력이 자식을 갖기 위한 정성으로 승화하여 임신의 열매를 맺게 할 것이다.

마이너스에서 건강을 생각한다 05

불임은 너무 잘 먹어서 생긴다

나는 불임 환자를 많이 보고 있다. 장(腸) 치료가 전문인 내가 불임 문제에까지 힘쓰게 된 것은, 장 치료 과정에서 임신한 환자들의 입소문 덕이다. 그런데 나에게는 불임 치료의 비법이 따로 없다. 장 기능이 좋아지면 생식 능력도 함께 향상된다는 사실을 임상에 적용하여 먹지마 건강법을 바탕으로 불임 환자에게 장 치료약을 줄 뿐이다. 이처럼 먹지마 건강법으로 장 치료를 하는 내가 본의 아니게 불임 환자를 진료하고 있는 것은 불임 환자들에게 시사하는 바가 크다.

기아(飢餓) 상태의 아프리카인들을 텔레비전에서 볼 때마다 생기는 궁금증이 있었다. 굶주린 모자의 모습을 보면서 "저토록 극한 환경에서 어떻게 아이를 낳을 수 있을까?" 하는 의문이 들었던 것이다. 이와 관련하여 나는 불임이 너무 잘 먹어서 일어나는 자연 현상임을 깨닫게 되었다. 물론 자궁이나 난소 질환으로 인한 불임은 다르다. 원인 불명의 불임만이 여기에 해당하는데, 문제는 불임이 원인을 알 수 없는 경우가 대부분이라는 것이다. 그리고 첫 아이는 보았으나 둘째 아이는 갖지 못하는 여성들도 많다. 이런 사람들에게 나는 너무 잘 먹는 것이 불임의 원인이라 말해 준다.

아울러 나는 그들에게 흥부 이야기를 해준다. 뺨에 묻은 밥알을 떼어 먹을 정도로 가난해도 아이들은 줄줄이 낳은 흥부 말이다. 흥부처럼 우리 조상들은 보릿고개를 넘으면서도 아이를 잘 낳았다. 이를 피임 지식의 결여와 인공 유산의 부재 탓으로 돌리기에는 한계가 있으니, 현 시대에도 이와 같은 상황이 벌어지고 있다. 선진국일수록 출산율이 낮고, 후진국일수록 불임 환자가 적은 것이다.

나는 출산율이 낮은 우리의 현실이 여성의 사회 활동에 따른 초혼의 고령화에서 비롯된다고 보지 않는다. 진정한 원인은 과영양(過營養)으로 인한 생식 능력의 저하에 있다고 본다. 잘 먹을수록 불임이 되고 못 먹을수록 생식 능력이 높아지는, 비상식인 현상이 인체에서는 벌어진다. 그러나 자연의 법칙을 안다면 이것은 그리 놀라운 일이 아니다.

생명체는 자손을 보전하려는 본능을 갖고 있는데, 이러한 본능은 생존에 위협을 느낄 때 발휘된다. 전쟁 때에 출산율이 높아지는 이유가 여기에 있다. 자손 보전의 본능이 생식 능력을 증강시킨다는 사실은 불임 환자들에게는 희소식이다. 몸이 혹사당하여 생존의 고달픔을 경험할수록 자신의 분신을 낳으려는 본능이 동하여 생식력이 향상된다는 것은, 불임 치유의 한 방법을 말해 준다.

그러나 '혹사'라 해서 자신을 학대하라는 말이 아니다. 이것은 식욕을 통제하여 몸을 단련하라는 뜻이다. 인간의 욕심에도 질량 보존의 법칙이 적용되므로 어느 한 욕심이 줄면 다른 욕심이 늘어난다. 식욕을 통제하면 성욕 즉 생식력은 오히려 증가한다. 이에 소식(小食)과 조식(粗食)을 바탕으로 하는 먹지마 건강법은 불임 치료의 핵심이 된다. 그러므로 불임의 원인을 몸의 부실로 여겨 고량진미와 보약을 먹는 것은 불난 집에 부채질하는 것과 다르지 않다.

먹지마 건강법으로 임신에 성공한 사람들은 체중이 줄고 체형이 날씬해지는데, 이와 같은 변화는 몸이 그만큼 단련되었다는 증거다. 이를 두고 몸이 부실해졌다고 걱정하는 사람들이 있는데, 먹지마 건강법은 영양실조를 일으키지 않으므로 염려할 것이 없다. 오히려 나는 불임 환자의 체중이 빠지고 체형이 변할수록 임신을 기대한다. 실제로 이 과정을 거쳐 몸이 가벼워진 환자들은 본능적으로 임신에 대한 자신감을 갖는다.

나는 집에서 보리수나무를 키우고 있다. 잘 키우려는 욕심에 한약 찌꺼기를 비료로 주면서 정성을 기울였으나 키만 자라고 나무 둘레가 커지지 않아 볼품이 없다. 가지치기를 했다면 튼튼하게 자랐을 것이다. 사람도 보리수나무처럼 비료만 주면 가지만 무성해지지 자식이라는 열매가 맺히지 않는다. 열매를 바라는 사람이라면 자신의 가지를 스스로 쳐내는, 식욕 통제를 해야 할 것이다.

마이너스에서 건강을 생각한다 06

남성의 힘은 장에서 나온다

항상 피곤하다, 다리에 힘이 없다, 허리가 아프다는 등의 증상을 호소하는 남성들에게 나는 "이미 알고 있습니다"라고 말한다. 이런 증상은 그들의 불룩 나온 배에서 이미 예측되기 때문이다. 게다가 성 기능 저하도 감지되어 "정력이 예전 같지 않지요"라고 물으면 부정하지 않는다. 이처럼 다리가 무력하고 저리고 아픈 문제는 성 기능 장애를 동반한다. 남성의 성기도 하지(下肢)의 하나로서, 제3의 다리인 것이다.

배가 나오는 것은 단순한 복부 비만의 문제가 아니라 장(腸) 기능 저하에 따른 장하수(腸下垂)에 의한 것이다. 소장은 심장과 함께 혈액순환을 담당하는데, 배불뚝은 소장이 아래로 처져 하지로 공급하는 혈액이 원활하지 않음을 보여 준다. 따라서 다리가 무력하고 저리며 통증이 있는 증상은 신경에 이상이 없는 한 장하수로 인한 혈액 순환 장애에 의한 것이다.

발기 부전도 장하수로 인해 성기로 유입되는 혈액량이 줄어서 생기는 것이다. 이에 발기 부전에 특효약인 비아그라가 성기의 혈액량을 늘려 발기를 유도하지만, 혈액량이 줄어드는 원인에 대한 해결 없이 혈액을 성기로 강제로 유입시키기 때문에 부작용을 동반한다. 흙더미에 막혀 강물이 잘 흐르지 않는 상태에서 강물만 계속 유입시키면 주위로 물이 범람한다. 따라서 발기 부전은 비아그라에 의존할 것이 아니라 순환 장애의 원인을 제거해야 한다.

장 치료를 받은 남성들은 정력도 좋아졌다고 말한다. 강을 가로막고 있던 흙더미를 치움으로써 물이 다시 흐르듯이, 장 기능을 개선시킴으로써 혈액 순환이 좋아져 성기로의 혈액 유입이 잘되기 때문이다. 그런데 이 과정에서 흥미로운 변화가 있으니, 그것은 불룩 나온 배도 들어간다는 것이다. 결국 장 기능이 좋아진 만큼 배가 들어가고, 배가 들어간 만큼 성 기능이 강화됨을 알 수 있다.

나는 성 기능 장애에 보약을 사용하는 기존의 한방 치료와 달리 음식 관리를 통해 배부터 들어가게 만든다. 흙더미에 막혀 강물이 제대로 흐르지 못할 때에는 물을 부어 주는 보약보다 흙더미를 치우는 먹지마 건강법이 더 효과적이다. 그러나 정력을 위해 값비싼 보약만 찾는 환자들에게 정력의 비결이 배에 있음을 강조해도 우리의 보신 풍조가 이를 방해한다. 누구나 체력이 떨어지면 동물성 단백질부터 찾는 상황에서 먹지마 건강법이 정력에 도움이 된다는 사실을 인정하지 않는 것이다.

그러나 곡물·채소·과일과 같은 가벼운 음식은 확실히 장 기능을 개선시켜 정력을 좋게 한다. 반면 육류와 유가공품, 밀가루처럼 무거운 음식은 피해야 하는데, 이들 무거운 음식을 섭취하는 이상 보약도 소용없다. 나는 성 기능 장애를 호소하는 환자들에게 그 문제의 해결은 어려운 것이 아니라고 말한다. 아울러 환자의 나온 배를 가리키면서 이것이 들어가야 해결된다고 말해 준다. 그러면 환자들은 실망한다. 음식 관리를 실천할 수 없다는 것이다. 남성의 힘은 배에서 나오는데, 배가 나온 만큼 정력이 떨어진다는 사실을 이해시키기에는 현실의 벽이 너무 높다.

마이너스에서 건강을 생각한다 07

부종과 비만은 다르다

다이어트에는 크게 두 가지 방법이 있으니, 하나는 먹지 않는 것이고 다른 하나는 소변을 보게 하는 것이다. 이는 드럼통에 가득 찬 물이 넘치지 않도록 아예 물을 붓지 않거나 빼내는 방식과 같다. 그러나 이와 같이 입력(Input)과 출력(Output)을 통제하는 방식은 기계라면 몰라도 사람에게는 적합하지 않다. 사람마다 생리적인 차이가 있기 때문이다. 따라서 개인의 특수성을 고려하지 않고 음식을 칼로리로 계산하여 섭취하게 하는 것은, 사람을 자동차 취급하는 것과 다르지 않다. 연비에 따라 휘발유를 조절하는 자동차 말이다.

다이어트에 활용하는 칼로리 계산은 건강에 도움이 되지 않는다. 불량 식품마저도 칼로리 표시를 하기 때문이다. 다이어트에서 중요한 것은 자신이 먹는 음식의 칼로리가 아니라 오염된 식품인지를 감별하는 것이다. 물론 칼로리 조절을 통해 몸무게를 줄일 수는 있다. 그러나 이러한 방법은 오히려 건강을 해친다. 오염 식품을 차단하면서 섭유질 중심으로 자연식을 하면 자연스럽게 살이 빠진다는 사실을 모른 채, 무조건 '입력'을 차단하고 소변을 통해 강제로 '출력'하면 다이어트 비용 이상으로 의료비 지출이 많아진다.

그런데 더 큰 문제는 부종(浮腫)을 비만으로 착각한다는 점이다. 비만이 아닌 부종일 경우에 입을 막고 오줌 구멍만 열어 주는 방식은 위험하다. "저는 물만 마셔도 살쪄요"라고 말하는 사람들 대부분은 비만이 아니라 부종이다. 부종이라는 나의 진단을 믿지 않던 사람도 먹지마 건강법을 통해 부기(浮氣)가 빠지는 것을 경험하면서 비로소 자신이 비만이 아니었음을 인정한다.

이들이 실제 몸무게는 5, 6킬로그램밖에 빠지지 않아도 겉모습은 15킬로그램 이상 빠져 보이는 것은, 체력의 손실 없이 체형이 볼륨 있게 변했기 때문이다. 이는 먹지마 건강법으로 장 기능이 살아나면 쉽게 경험할 수 있는 것이다. 장 기능 저하는 장의 흡수력 상실로 이어지고 이는 다시 영양의 누수(漏水)를 일으키니, 부종은 결국 장의 누수 현상인 것이다. 따라서 부종 치료를 위해서는 장 기능 회복이 절대적으로 필요하다.

나는 부종을 비만으로 여기고 온 환자들에게 자신감을 보인다. 먹지마 건강법의 실천으로 장 기능이 좋아지면 체중 감량, 체형 변화와 함께 건강해지기 때문이다. 이 같은 방법으로 수치상 5킬로그램만 빠져도 겉보기에는 15킬로그램이나 빠져 보이는데, 10킬로그램만큼의 차이는 그만큼 장의 흡수력이 좋아졌다는 증거다. 10킬로그램만큼 제대로 흡수된 영양은 뼈와 근육·장기로 들어가니, 부종 환자의 처지에서는 살이 빠질수록 건강해지는 것이다.

 이처럼 부종은 확실한 병리 현상이기 때문에 다이어트로는 부작용이 따른다. 따라서 부종 환자는 자신을 비만으로 착각하지 말자. 자신이 비만인지 부종인지는 의료인의 진단이 필요하지만, 비만이든 부종이든 오염 식품을 차단하는 먹지마 건강법의 실천이 필요하다.

마이너스에서 건강을 생각한다 08

다이어트에서 중요한 것은 칼로리가 아니다

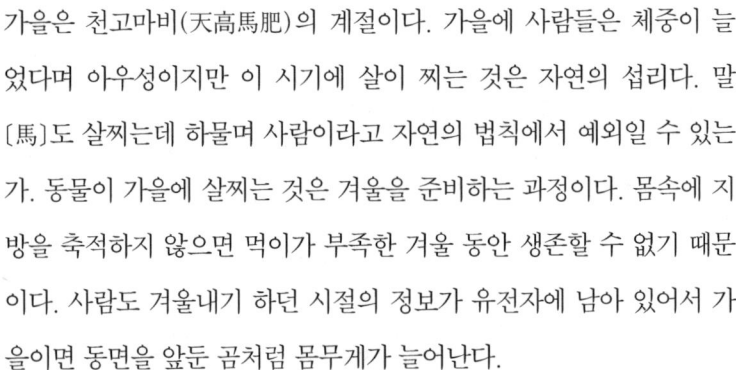

가을은 천고마비(天高馬肥)의 계절이다. 가을에 사람들은 체중이 늘었다며 아우성이지만 이 시기에 살이 찌는 것은 자연의 섭리다. 말〔馬〕도 살찌는데 하물며 사람이라고 자연의 법칙에서 예외일 수 있는가. 동물이 가을에 살찌는 것은 겨울을 준비하는 과정이다. 몸속에 지방을 축적하지 않으면 먹이가 부족한 겨울 동안 생존할 수 없기 때문이다. 사람도 겨울내기 하던 시절의 정보가 유전자에 남아 있어서 가을이면 동면을 앞둔 곰처럼 몸무게가 늘어난다.

추운 지역의 사람들이 열대 지역의 사람들보다 비만한 데는 그 만한 이유가 있다. 추울수록 체온 유지를 위해 몸에 지방을 축적하기 때문이다. 인체의 지방층은 체온이 높으면 얇아지고, 체온이 낮으면 두꺼워져서 체온의 항상성을 돕는다. 생리학적인 관점에서 체온이 높으면 대사 기능이 항진되고 체온이 낮으면 대사 기능이 저하되니, 대사 항진인 사람이 마르고 대사 저하인 사람이 살찌는 원인을 알 수 있다.

이것은 다이어트를 하는 사람들에게는 희소식이다. 다이어트의 적인 요요 현상을 막을 수 있기 때문이다. 요요는 무리한 다이어트 과정에서 대사 기능이 떨어져 이를 보상하고자 지방을 더욱 축적하는 현상이다. 따라서 음식의 양(量)을 줄이지 말고 질(質)을 개선함으로써 대사 기능을 원활하게 해주어 지방의 축적을 막아야 한다. 인삼·부자(附子)와 같은 열(熱)한 약재가 다이어트 한방약으로 효과를 보는 것은, 이러한 열성 약재가 인체의 대사 기능을 항진시키기 때문이다.

그러나 먹지마 건강법에서는 인위적인 대사 항진보다 대사 저하의 예방을 중요하게 여긴다. 이를 이해하려면 세포 내의 소기관인 '미토콘드리아' 부터 알아야 한다. 이것은 열을 생산하는 세포의 난로이자, 대사 과정을 통해 에너지를 만들어 내는 세포 발전소다. 현대에는 기후와 상관없이 전 세계적으로 비만 인구가 급증하고 있는데, 이는 대사 항진을 돕는 미토콘드리아에 문제가 발생했기 때문이다. 과거의 비만은 자연 환경에 적응하려는 생리 현상이었지만, 현대의 비만은 미토콘드리아 손상에 따른 병리 증상이다.

그렇다면 비만의 성격이 언제부터 이렇게 달라졌을까? 그것은 환경 오염의 역사에서 찾을 수 있다. 육류와 유가공품이 항생제와 호르몬으로 오염되고, 밀가루가 방부제로 오염되며, 인공 첨가물이 들어간 인스턴트 식품이 등장하면서부터 인류의 비만은 생리 현상에서 병리 증상으로 바뀌었다. 오염 물질이 세포 내의 미토콘드리아를 피로하게 만들어 열효율을 떨어뜨림으로써 현대의 비만이 시작된 것이다.

다이어트에서 활용하는 칼로리 계산은 그래서 우습다. 열량을 높여 에너지 효율을 증진시켜야 하는데도 오히려 그 효율을 낮추니 말이다. 칼로리가 높더라도 그 음식이 자연식이면 비만을 일으키지 않는다. 반면 칼로리가 낮더라도 오염 식품이면 비만이 생긴다. 따라서 다이어트에서 중요한 것은 칼로리가 아니라 오염 물질로 야기되는 미토콘드리아의 피로를 막는 일이다. 다이어트에 들어가는 비용으로 친환경 농산물을 사 먹는다면 살이 빠지는 동시에 건강해지니, 이것이야말로 돈 벌면서 다이어트를 하는 비법이다.

마이너스에서 건강을 생각한다 09

안구 건조는 기관지 문제다

한때 나는 산딸기 술을 매일 즐겼다. 한의원 개원 준비로 바쁜 가운데에서도 그것을 보약 삼아 먹었는데 건강해지기는커녕 눈이 시리면서 아파 왔다. 처음에는 과로로 인한 일시적인 현상으로 여겼으나 시간이 지나도 호전되지 않아, 한의원을 운영하는 처지에서 여간 난처한 일이 아니었다. 찡그린 눈으로 환자를 대할 수는 없지 않은가. 조급한 마음에 온갖 방법을 동원했지만 아무런 효과 없이 2년의 시간을 흘려보냈다. 그러던 중 류희영 은사님을 만나 안구 건조의 원인을 깨달았는데, 오늘날 내가 주장하고 있는 '먹지마 건강법'도 이 과정에서 나온 것이다.

나는 양인(陽人)이어서 체질적으로 기관지가 건조하다. 이러한 상태에서 열한 성질의 산딸기 술을 장기간 마셔 기관지를 더 건조하게 만들었으니, 화기(火氣)로 인해 눈이 나빠지는 것은 당연했다. 그러나 장(腸)의 흡수력이 떨어지면 기관지가 건조해진다는 이치를 깨닫고부터는 장과 기관지에 부담을 주는 음식을 차단했다. 그리하여 2년 동안 나를 괴롭혔던 안구건조증을 6개월 만에 완치했다.

컴퓨터 질환으로 인식되고 있는 안구건조증은 컴퓨터가 등장하기 이전부터 있었던 병이다. 《동의보감》에 나오는 '영풍유루(迎風流漏)', 즉 바람을 맞으면 눈물이 흐르는 질환이 곧 안구건조증이다. 중년 여성들에게 흔한 이 눈물병이 요즘에는 컴퓨터를 즐기는 젊은이들 사이에도 만연하고 있는데, 인공 누액과 눈두덩 마사지에 그치는 지금의 치료법으로는 완치가 어렵다. 안구 건조는 음식 문제로 생기기 때문이다.

나는 안구 건조의 원인을 기관지 건조에 둔다. 여기서 기관지 건조란 '폐조(肺燥)'를 일컫는 말이다. 한의학에서 '폐'는 호흡기 이상의 의미를 갖는다. 폐는 오행 중 금기(金氣)에 해당하는 것으로, 인체의 기운을 수렴하고, 과도한 화기를 제어하며, 수액대사(水液代謝)를 통해 몸을 윤택하게 한다. 폐조는 기운이 수렴되지 못하고 화기가 승해서 몸이 건조해지는 병리 상태를 뜻한다. 결국 안구 건조는 이와 같은 폐조 증상에서 기인하는 것으로서, 과도한 화기를 다스리면서 억압받는 금기를 회복해야 치유된다.

이를 위한 몇 가지 실천 사항을 제시하면 다음과 같다.

· 매운 음식을 금한다.
· 커피 · 녹차 · 맥주 등의 이뇨 식품을 금한다.

- 육류·유가공품·밀가루를 절제한다.
- 사우나·찜질방에서 지나치게 땀을 내지 않는다.

매운 음식과 이뇨 식품은 폐를 건조하게 하므로 금해야 한다. 밀가루 역시 몸을 마르게 하고 육류와 유가공품은 화기를 조장하므로 절제가 필요하다. 인위적인 땀내기를 비롯하여 감기약의 상복도 폐를 건조하게 만든다.

안구건조증은 다른 나라에 비해 우리가 더 심각한데, 이는 매운 음식을 즐기는 식습관 때문이다. 매운 김치가 항상 오르는 우리의 식탁을 볼 때 안구 건조가 만연한 것은 당연하다. 그렇다고 김치를 멀리할 필요는 없다. 다만 고춧가루를 남용하여 김치를 너무 맵게 만들지 말자는 것이다. 아니면 고춧가루가 들어가지 않는 백김치도 좋다. 안구건조증이 있는 사람이 고추를 먹으면 눈이 금세 건조해지는 것을 느낀다. 안구건조증이 완치된 나 역시 고추를 피하고 있다.

안구 건조에 매운 음식은 첫째가는 금기 식품이다. 안구 건조로 쉴 새 없이 눈을 깜빡이거나 인상을 찌푸리는 사람은 자신의 식탁부터 살피기를 바란다. 너무 맵게 먹고 있는 것은 아닌가 하고 말이다.

마이너스에서 건강을 생각한다 10

기관지 치료는 음식으로는 부족하다

자동차가 물결을 이루는 서울 거리. 그 속에서 나는 자동차 배기가스를 걱정하다가도 지하철 역사로 들어서면 이내 잊어버린다. 전동차가 지나갈 때마다 몰아치는 먼지 폭풍이 자동차 매연을 능가하기 때문이다. 게다가 자동차와 지하철 공기에 시달린 몸으로 집에 오면 건축내장재에서 나오는 각종 실내 가스가 나를 기다리고 있다.

나는 환자를 진단할 때 '기관지'라는 말을 자주 쓰는데, 여기서의 이 말은 폐 기능(肺機能)을 일컫는다. 한의학에서의 폐 기능은 폐뿐만 아니라 기관지·기도·인후·코까지 포괄하므로, 나는 기관지염·폐렴·천식·인후통·편도선염·비염·축농증을 모두 '기관지 질환'이라고 칭하는 것이다. 그래서 나는 병의 원인을 묻는 환자에게 두 가지 중 하나로 답한다. "장이 나빠서 그렇습니다", 아니면 "기관지가 약해서 그렇습니다"라고 말이다.

양의학의 관점에서는 주구장창 장과 기관지만 이야기하는 내가 어리석어 보이겠지만, 서로 다른 언어를 사용하는 상황에서 삼인(三因 : 外因·內因·不內外因)을 나누고 팔강(八綱 : 表裏陰陽寒熱虛實)을 감별한 다음 장부 변증(臟腑辨證)하는 과정을 설명하기란 어렵다.

인체는 외부에서 산소와 영양을 공급받는다. 따라서 산소를 체내에 전달하는 기관지와 영양을 흡수하는 장, 이 두 가지만으로도 진단은 가능하다. 모든 질환을 기병(氣病)과 혈병(血病)으로 나누는 한의학의 관점에서 볼 때 기관지 질환은 기병이고 장 질환은 혈병이니, 장과 기관지만 말하는 내가 한의사로서 틀린 것은 아니다.

그런데 기관지는 장보다 치료가 어렵다. 공기 문제는 음식과 달리 개인의 노력으로 개선되지 않기 때문이다. 먹지마 건강법으로는 기관지 치료에 한계가 있는 이유도 여기에 있다. 장은 음식 관리를 통해 좋아지지만, 기관지는 공기가 나쁜 경우 별 진전이 없다.

이에 나는 먹지마 건강법으로도 치료가 더딘 기관지 환자들에 대해서는 주거와 직장 환경을 점검한다. 그런데 점검 결과 오염이 확인되면 난처하다. 어느 누가 거주 환경이 나쁘다고 이사하고, 직장 환경이 열악하다고 직업을 바꾸겠는가. 이유를 알면서도 해결할 수 없음은 환자를 답답하게 한다. 그런 환자들은 맑은 공기를 찾아 이민을 꿈꾼다. 식이요법을 바탕으로 한방과 양방 치료를 병행해도 잘 낫지 않는 호흡기 환자들에게 나는 마지막 방법을 소개한다. "공기 맑은 곳에 가면 치유됩니다"라고 말이다.

나 역시 환경보다 자본의 논리가 앞서는 이 나라가 답답하다. 물론 우리보다 환경 의식이 낮은 국가도 있지만 정부와 국민이 합심하여 환경 문제를 해결해 나가는 선진국도 적지 않으니, 나는 그런 나라가 부럽다. 배 곯지 않고 잘살면 충분하다고 여기는 사람들도 있지만, 배가 부르다고 잘사는 것은 아니다. 아토피를 포함한 각종 알레르기와 기관지 질환 때문이다. 이러한 질환에 속수무책으로 노출되어 있다는 것은 결코 잘사는 모습이 아니다.

현재 건강에 대한 우리의 관심은 반쪽에 불과하다. 이는 서점에 식이요법 책만 많고 주거와 직장 환경, 대기 오염에 관한 책은 적다는 데에서도 알 수 있다. 이는 기관지는 포기하고 장에만 매달리는 상황을 반증한다. 내가 《희관 씨의 병든 집》을 쓴 이유도 여기에 있다.

마이너스에서 건강을 생각한다 11
근골격계 질환의 근본 원인은 장 기능 저하에 있다

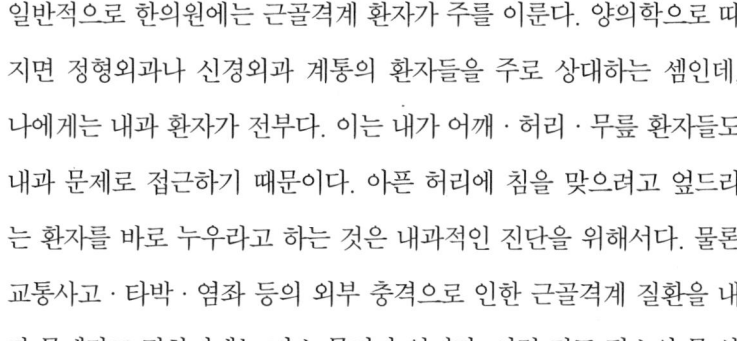

일반적으로 한의원에는 근골격계 환자가 주를 이룬다. 양의학으로 따지면 정형외과나 신경외과 계통의 환자들을 주로 상대하는 셈인데, 나에게는 내과 환자가 전부다. 이는 내가 어깨·허리·무릎 환자들도 내과 문제로 접근하기 때문이다. 아픈 허리에 침을 맞으려고 엎드리는 환자를 바로 누우라고 하는 것은 내과적인 진단을 위해서다. 물론 교통사고·타박·염좌 등의 외부 충격으로 인한 근골격계 질환을 내과 문제라고 말하기에는 다소 무리가 있지만, 이런 것도 평소의 몸 상태가 정상이 아니기 때문에 생기는 것이다.

나는 근골격계 환자들에게 '방아쇠 이론'을 설명해 준다. 총알을 발사하려면 방아쇠를 당기기 전에 총알을 장전하고 안전장치를 제거해야 한다. 애당초 총알이 들어 있지 않았거나 안전장치를 풀지 않았다면 아무리 방아쇠를 당겨도 총알이 발사되지 않는다. 이와 마찬가지로 타박과 염좌 같은 근골격계 질환도 비록 외부 충격이나 부주의한 행동이 방아쇠 구실을 한 셈이지만, 총알 장전과 안전장치 제거에 해당하는 근육·인대의 부실이 없었다면 나타나지 않는다.

이 방아쇠 이론의 핵심은 근육·인대가 약한 내과적인 문제에서 근골격계 문제가 비롯한다는 것이다. 즉 만성적인 장(腸) 기능 저하는 근골격계를 약하게 만들고, 여기에 외부 충격이 가해지면 어깨·허리·무릎·발목 부위에 병리 증상이 나타나게 된다.

일명 디스크라 불리는 추간판탈출증 역시 만성 장 기능 저하로 인해 생기는 것이다. 양의학에서는 디스크 질환의 원인을 척추 주위에 있는 근육과 인대의 위축으로 보는데, 그것이 왜 위축되는지에 대해서는 뚜렷하게 설명하지 못하고 있다. 그런데 뼈를 지탱하는 근육과 인대의 위축은 장 흡수력이 떨어져서 생기는 것이다. 한의학의 관점에서 볼 때 금(金 : 장의 흡수력)이 쇠하면 수(水 : 뼈)가 마르고, 이에 목(木 : 근육·인대)이 자라지 않는다. 이는 실제 임상에서도 검증되었는데, 장 기능의 개선을 통해 근육과 인대의 탄력이 생기면서 허리 통증과 다리 저림이 사라진 것이다. 그러나 위축된 조직에 다시 탄력이 생기기까지는 많은 시간이 걸린다. 그래서 디스크 환자들은 수술을 선택하는데, 척추 주위의 위축 문제를 해결하지 않으면 튀어나온 추간판(디스크)을 제거해도 다른 추간판이 탈출해서 재발한다.

따라서 근골격계 질환에 걸리면 먹지마 건강법으로 장 기능을 회복해야 한다. 물리 치료와 운동도 음식 관리 없이는 한계가 있다. 물리 치료와 운동은 물리적인 힘으로 위축된 근육과 인대를 이완시키는 것인데, 시간이 지나면 그것이 다시 위축되기에 그 효과가 일시적이다. 주위에 디스크·좌골신경통·오십견·퇴행성 관절염 등으로 고생하는 사람들이 많은 것은, 음식 관리로 근본 문제를 해결하지 않고 일시적인 호전에 매달리기 때문이다. 뼈가 약해지고 근육과 인대의 탄력이 떨어질수록 장에 더 부담을 주는 동물성 식품을 찾는 현실에서 근골격계 질환자들은 병원과 한의원을 전전할 수밖에 없다.

오늘도 발목 염좌 환자에게 한마디 했다.

"발목이 잘 삐는 것은 장이 나빠서 그렇습니다. 빨리 나으려면 불량 식품을 금하세요."

발목 삔 것이 음식과 무슨 관계가 있는지 궁금해 하는 환자에게 나는 방아쇠 당기는 시늉을 하면서 방아쇠 이론을 설명해 주었다.

마이너스에서 건강을 생각한다 12

피로할수록 가볍게 먹어야 한다

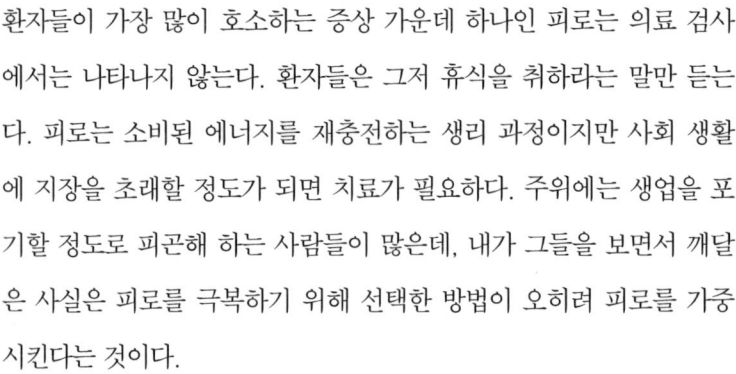

환자들이 가장 많이 호소하는 증상 가운데 하나인 피로는 의료 검사에서는 나타나지 않는다. 환자들은 그저 휴식을 취하라는 말만 듣는다. 피로는 소비된 에너지를 재충전하는 생리 과정이지만 사회 생활에 지장을 초래할 정도가 되면 치료가 필요하다. 주위에는 생업을 포기할 정도로 피곤해 하는 사람들이 많은데, 내가 그들을 보면서 깨달은 사실은 피로를 극복하기 위해 선택한 방법이 오히려 피로를 가중시킨다는 것이다.

한의학에서는 피로를 간(肝)의 문제로 본다. 한의학 경전에도 '간자파극지본(肝者罷極之本)'이라는 말이 있는데, 이것은 '간은 피로를 이겨 내는 근본'이라는 뜻이다. 피로할 때에는 대개 그 원인을 간혈부족(肝血不足)으로 보아 간의 혈을 보충하는 치료법을 써왔다. 그러나 이런 보법(補法)의 치료는 과거 굶주리던 시절에나 맞는 방법으로, 너무 잘 먹어서 문제인 요즘에는 적합하지 않다.

현대인의 피로 역시 간의 혈이 부족해서 생기지만, 그것은 과거처럼 못 먹어서가 아니라 육류와 인스턴트 식품 중심의 식생활 때문이다. 비유하자면 저수지의 물이 마르는 것은 가뭄 때문이 아니라 강 상류가 쓰레기로 막혀 저수지로 유입되는 물의 양이 적어졌기 때문이니, 이때에는 물을 붓기보다는 쓰레기를 치워 물길을 열어 주어야 한다.

간은 장(腸)과 밀접하다. 양의학의 관점에서 보면 소장에서 흡수된 영양이 간에 저장되고, 한의학의 관점에서 보면 '간대장상통(肝大腸相通)'이라 하여 대장의 기능이 좋아야 간이 건강해진다. 이처럼 간은 소장과 대장의 영향을 받으니, 육류·밀가루·인스턴트 식품처럼 무거운 음식은 소장과 대장에 부담을 주어 간에도 나쁜 영향을 끼친다. 소장에서 흡수되는 육류의 탁한 성분이 간에 좋을 리 없고, 인스턴트 식품 탓에 유산균이 소멸된 대장과 통하는 간이 건강할 리가 없다.

이렇게 간 기능이 떨어지면 피로를 느끼게 되는데, 진짜 문제는 여기에서부터 시작된다. 피로를 푼다며 육류를 더 먹기 때문이다. 그로 인해 피로는 악순환하게 되고, 마침내 치료가 필요한 만성 피로로 발전한다. 따라서 피로할수록 채소와 과일 중심의 가벼운 음식을 먹어야 한다.

간이 건강해지려면 '잠잘 때 혈액이 간으로 모아진다(臥血歸於肝)'는 한의학 이론에 주목해야 한다. 이는 피로 회복에 있어서 수면의 중요성을 말해 주기 때문이다. 밤을 낮처럼 생활하는 현대인들이 보약만으로 피로가 풀리지 않는 것은, 혈액을 보충하는 보약을 먹어도 수면이 부족하면 그 혈액이 간에 모이지 않기 때문이다. 따라서 현대인들은 자연식을 하면서 숙면을 취해야 피로에서 벗어날 수 있다.

　피로는 보약에 의존하는 치료의 대상이 아니라, 먹지마 건강법을 실천하면서 숙면을 취하면 다스려질 수 있는 증상이다. 그러나 3개월 이상 노력해도 피로가 사라지지 않으면 한의사의 진단을 받기 바란다. 피로라 해서 너무 가볍게만 여겨서는 안 된다.

마이너스에서 건강을 생각한다 13

한약을 먹으면 간이 나빠진다?

나는 한약이 간(肝)에 부담을 주지 않을까 걱정하는 환자에게는 처방을 내리지 않는다. 그렇게 노심초사하는 환자에게 한약의 효과를 기대할 수 없기 때문이다. 그러나 이는 환자를 탓할 문제가 아니다. 한약이 간에 해롭다고 말하는 양의사들이 있기 때문이다. 그런데 아니 땐 굴뚝에 연기 나는 법은 없다. 한약으로 인해 급성 간염에 걸린 환자가 실제로 발생하는 것이다.

한약재는 독성을 지니고 있다. 음(陰)과 양(陽)의 기운을 고루 가진 음식과 달리 한약재는 음이나 양, 어느 한쪽에 치우치는 성질을 갖고 있다. 이러한 치우침이 곧 독성인데, 그 덕에 치료 효과가 있는 것이다. 한의학에서는 모든 질환을 음병(陰病)과 양병(陽病)으로 분류하며, 음병에는 양성(陽性)의 약재를, 양병에는 음성(陰性)의 약재를 쓴다. 그러나 이와 같은 독성이 때로는 해가 되기도 한다. 예컨대 양병에 양성의 약재를 사용하면 그렇다. 따라서 질병의 음양(陰陽)을 제대로 감별하면 한약의 부작용이 생기지 않으니, 본질적으로 한약으로 간이 나빠진다는 것은 사실이 아니다.

이 문제로 한약의 복용을 망설이는 환자가 있었다. 그래서 한약 처방 없이 먹지마 건강법을 권했는데, 어느 날 우연히 패스트푸드점에서 나오는 것을 보았다. 한약 복용은 고민하면서 인스턴트 식품의 섭취는 괜찮다고 생각한 모양이다.

한의사의 진단을 통해 지은 한약이라면 육류·유가공품의 항생제와 호르몬보다, 수입 밀가루의 방부제보다, 인스턴트 식품의 첨가물보다 안전하다. 양약도 마찬가지다. 오랜 기간 양약을 먹었던 환자가 한약을 걱정하는 경우 그동안 양약은 어떻게 복용했는지 묻고 싶다. 한약이 간에 나쁘다고 말하는 양의사들은 과연 양약에 대해서는 어떻게 생각하는지 궁금하다. 내가 말하고자 하는 것은 한약의 독성을 걱정하는 마음으로 오염 식품을 경계하자는 것이다.

한의학에서는 소장의 기능을 분별청탁(分別淸濁)으로 본다. 분별청탁이란 소장이 음식의 영양(淸)과 찌꺼기(濁)를 분리한다는 뜻이다. 소장에서 분별된 청(淸)은 간으로 가고 탁(濁)은 대장으로 가니, 간은 소장에서 흡수된 영양이 모이는 창고이자 그 영양을 더 맑게 해독하는 정화소다. 따라서 소장의 분별청탁 기능이 떨어져 대장으로 가야 할 탁기(濁氣)가 간으로 몰리면 문제가 생긴다. 지방간(脂肪肝)이란 정화소의 해독력이 한계에 이르렀음을 알리는 경고다. 아울러 만성피로는 영양 창고가 무너지고 있음을 알리는 신호다. 이러한 경고와

신호를 무시하고 무절제하게 생활하면 소장 기능이 더 악화하여 간경화(肝硬化)로 발전한다.

창고가 무너지면 창고에 보관될 영양이 바깥에 방치된다. 이러한 상태에서 복수(腹水)가 생기는데, 이를 강제로 빼내면 안 된다. 이때에는 간의 창고 기능을 되살려 영양을 다시 보관해야지 그냥 없애면 영양 결핍의 문제가 발생한다. 복수를 빼낸 뒤 상태가 더 악화되는 이유가 여기에 있다. 허물어진 창고를 다시 세우고 오염된 정화소를 회복하는 데에는 된장과 청국장이 최고이지만, 간경화 환자에게는 권하기가 어렵다. 음식이라고 시시하게 여기기 때문이다.

우리가 정말 걱정해야 할 것은 오염 식품이다. 이것이야말로 소장과 간 기능을 떨어뜨리는 주범이기 때문이다. 지방간 · 간염 · 간경화 · 간암 등의 간 질환으로 고통받는 환자들은, 양약에 대한 지나친 의존과 한약에 대한 거부감에서 벗어나 오염 식품이 소장의 분별청탁 기능을 손상시킨다는 사실을 인식해야 한다.

마이너스에서 건강을 생각한다 14

진액을 지켜라 ❶ ─ 춘곤증

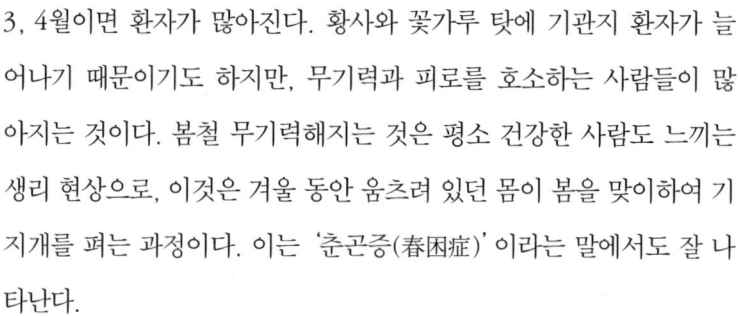

3, 4월이면 환자가 많아진다. 황사와 꽃가루 탓에 기관지 환자가 늘어나기 때문이기도 하지만, 무기력과 피로를 호소하는 사람들이 많아지는 것이다. 봄철 무기력해지는 것은 평소 건강한 사람도 느끼는 생리 현상으로, 이것은 겨울 동안 움츠려 있던 몸이 봄을 맞이하여 기지개를 펴는 과정이다. 이는 '춘곤증(春困症)'이라는 말에서도 잘 나타난다.

춘곤증의 '곤(困)'자는 나무(木) 주변(口)이 막혀 있는 형상이다. 즉 춘곤증이란 사방이 벽으로 둘러싸인 나무처럼 몸이 뜻대로 움직이지 않는 무기력한 상태를 일컫는다. 이것은 봄이 오는 과정에서 잠시 나타나는 생리 현상이므로 짧으면 1주, 길어도 3주면 해소된다. 그러나 한 달이 넘어도 해소되지 않는 사람들이 있으니, 그들은 춘곤증이 악화된 만성 피로 환자들이다.

봄이 되면 나무는 뿌리의 역할이 커진다. 새싹을 틔우려면 땅에서부터 물과 영양분을 충분히 빨아들여야 하기 때문이다. 4월 5일을 식목일로 정한 이유도 여기에 있다. 그런데 춘곤증이 식목일을 전후해서 나타나는 것은 자연과 인간의 교감을 보여 준다. 사람을 나무에 비유하면 장(腸)은 뿌리에 해당하니, 나무의 뿌리 역할이 커지는 봄에는 인체의 장 역시 중요해진다. 우리가 춘곤증을 느끼는 것은 봄이 되어 할 일이 많아진 장이 힘들어하기 때문이다. 그러나 건강한 장을 가진 사람은 이것을 쉽게 극복한다.

그런데 뿌리가 약한 나무에게 물마저 주지 않으면 잘 자랄 수 없는 것처럼, 평소 장 기능이 떨어진 사람이 춘곤증을 맞아 몸의 진액(津液)을 지키지 않으면 만성 피로로 이어진다. 따라서 식목일에 나무를 심고 물을 주듯이, 사람도 봄 전체를 몸의 식목일로 정하여 진액이 소모되지 않도록 하면서 장 기능을 도와야 한다. 또한 뿌리가 튼튼하더라도 땅이 촉촉하지 않으면 나무가 마르기 마련이다. 이에 만성 피로는 장 기능의 개선만으로 다스려지지 않으므로, 진액이 소모되어 몸이 건조해지는 것을 막아야 한다. 여기서 봄철 진액을 지키는 몇 가지 방법을 살펴보자.

봄은 신맛이 어울리는 계절이다. 오미(五味 : 酸 · 甘 · 辛 · 鹹 · 淡)를 사계절에 배속시키는 한의학의 관점에서 볼 때 봄은 신맛(酸味)에 해당한다. 신맛은 기운을 수렴하면서 진액을 생성하는 구실을 한다. 그리하여 영양을 흡수하는 장의 수렴을 도울 뿐만 아니라 몸을 윤택하게 만든다. 우리 조상들이 초겨울에 담근 시큼한 김치를 늦봄에 먹는 것도 이와 같은 이치를 알았기 때문이다.

신맛 나는 먹을거리로는 과일이 제격이다. 봄을 대표하는 과일 세 가지가 있으니, 딸기 · 방울토마토 · 오렌지가 그것이다. 이 봄 과일 삼총사는 친환경 농산물로 먹기를 바란다. 이런 시큼한 과일을 통해 장의 수렴을 높이고 몸의 진액을 보충하면 춘곤증을 무난하게 넘겨 만성 피로를 막을 수 있다.

진액을 지키려면 매운맛도 피해야 한다. 매운맛은 장의 수렴을 방해하는 데에 그치지 않고, 진액까지 말리기 때문이다. 고추는 장 점막을 자극하므로 봄에는 특히 경계해야 한다. 춘곤증으로 힘들어하는 사람들이 많은 것은 지나치게 매운맛을 즐기는 우리의 식생활과도 무관하지 않다.

카페인이 들어가는 커피 · 녹차 · 홍차도 해롭다. 피곤한 몸을 깨우기 위해 카페인 음료를 마시지만 이뇨 작용으로 인해 장이 냉(冷)해지면 그 기능이 오히려 더 저하된다. 육류 · 유가공품의 지나친 섭취 역시 마찬가지다. 식목일을 맞아 나무에게 필요한 것은 충분한 물이지 기름진 비료가 아니기 때문이다. 피로의 원인을 영양 부실로 여겨 육류 · 유가공품의 섭취를 늘리는 것은, 뿌리가 약한 나무에 비료만 잔뜩 주어 뿌리를 썩게 만드는 격이다.

장을 돕는 비료로는 봄나물이 최고다. 달래 · 냉이 · 쑥 · 원추리 · 씀바귀 · 미나리 · 고사리 · 두릅 등 쌉쌀한 맛이 미각을 살리는 봄나물이야말로 과일 삼총사와 함께 춘곤증을 물리치는 보약이다.

봄철 무기력증을 호소하는 사람들이 해마다 늘고 있다. 이는 인스턴트 식품과 육류, 유가공품으로 인해 장 기능이 떨어진 사람들이 많아졌다는 증거다. 그런데 요즘에는 계절과 상관없이 피로 환자들이 급증하고 있다. '아침형 인간'과 '반신욕' 탓이다. 자신의 적절한 수면량을 고려하지 않은 아침형 인간과, 수분 섭취를 병행하지 않는 반신욕은 몸의 진액만 말릴 뿐이다.

진액을 지켜라 ❷ ─ 식은땀

"아이가 잘 때 식은땀을 흘리지 않습니까?"

몸이 약한 아이의 부모에게 나는 이렇게 물어 본다. 그것은 땀이 아이의 건강 상태를 말해 주기 때문인데, 잘 때 흘리는 식은땀은 좋지 않다. 한의학에서는 이것을 도한(盜汗)이라 부른다. 밤에 물건을 훔치는 도둑(盜)처럼 '사람의 체력을 몰래 빼앗아 가는 땀(汗)'이라는 뜻이다.

아이들의 도한은 빠른 성장(陽)을 체력(陰)이 감당하지 못해서 생기는 것이다. 즉 그것은 양(陽)을 제어하는 음(陰)이 부족하여 양기(陽氣)가 동하는 음허화동(陰虛火動)의 상태다. 그런데 어른보다 양기가 왕성한 아이들은 도한·코피·경기·야뇨 등의 음허화동 증상이 자주 나타난다. 따라서 도한 증상이 있는 아이는 코피가 나고 잘 놀래며 오줌을 싸기도 한다.

내가 음허화동 증상 중에서 도한을 가장 염려하는 것은, 음허화동의 '결과'인 도한이 음허화동을 더 심화시키는 '원인'이 되기 때문이다. 즉 식은땀은 몸의 진액을 말려 양을 더 동하게 만드는 것이다. 이에 나는 음허화동이 보이는 아이의 부모에게 도한 여부를 반드시 확인한다. 그리하여 도한이 확인되면 식은땀을 다스리는 것을 치료의 1순위로 삼는다. 아토피든, 알레르기든, 소화기 질환이든, 보약을 원하든 잘 때 식은땀을 흘리면 다른 어떤 증상보다도 도한부터 치료하는 것이다. 도한을 다스려 음허화동의 악순환을 끊지 않으면 다른 질환의 개선도 어렵기 때문이다. 특히 아토피·비염·천식처럼 몸이 조열(燥熱)해서 생기는 알레르기성 질환은 식은땀으로 인한 진액 소모부터 막지 않으면 치료가 힘들다.

그런데 놀라운 것은 이렇게 심각한 도한을 부모들이 대수롭지 않게 여긴다는 점이다. 이제까지 도한 치료를 위해 내원한 아이들이 없었던 것만 보아도 그 무관심이 어느 정도인지 알 수 있다. 도한에 대해 부모들은 다음과 같이 말한다.

"우리 아이가 잘 때 더워서 식은땀을 흘리나 봐요."

도한은 더워서 흘리는 생리적인 땀이 아니다. 그것은 눈을 감자마자 이마와 머리에 땀방울이 맺히거나, 심할 경우 베개나 이불이 젖는 병리적인 땀이다. 식은땀은 진액(津液)이라 불리는 몸의 에너지원으로, 자동차의 엔진을 돌리는 원료와 같다. 따라서 도한 증상이 있는 아이는 연료가 새는 자동차와 다를 바 없다. 그런데도 기름이 새는 자동차는 그냥 두고 엔진이 무력하다고만 걱정하는 부모들을 자주 볼 수 있다. 아이의 작은 키, 왜소한 체격, 체중 미달이 염려되는 부모들은 도한 탓에 진액이 마르고 있는 것은 아닌지 살펴야 한다.

도한 치료는 어렵지 않다. 다만 양이 동해서 나타나는 허열(虛熱)은 음식으로 다스려지지 않으므로 한약의 도움이 필요하다. 건지황(乾地黃)으로 음을 보충하면서 황련(黃連)·황금(黃芩)·황백(黃栢)으로 양을 억제하는 한방 치료가 뒷받침되어야 한다.

마이너스에서 건강을 생각한다 16

진액을 지켜라 ❸ ─ 더위 먹음

5월은 가정의 달이다. 이때가 되면 가족 단위로 한의원을 찾는 이들이 많다. 가정의 행복은 건강에서 시작되므로 가족이 모두 진료를 받는 것은 당연하다. 그런데 5월에는 여름나기를 준비하는 지혜로운 가족들도 적지 않다. 나는 이들에게 다음과 같이 말한다.

"5월은 냉각수를 채울 때입니다."

자동차에 엔진의 과열을 막아 주는 냉각수가 있듯이, 우리 몸에도 여름철 무더위로 항진된 신체를 진정시키는 작용이 있다. 한의학에서는 이것을 '폐음(肺陰)'이라 하는데, 이는 인체 엔진인 심장의 과열을 막는다. 여름철에 더위를 먹는 것은 심장에 열이 차서 생기는 것이다. 여기에 설상가상으로 땀을 지나치게 흘리면 폐음이 부족해져서 심장의 열을 제어하지 못한다. 주하병(注夏病)이라 불리는 이 같은 더위 먹음은 심열(心熱)을 식히고 폐음을 보충함으로써 다스린다.

그러나 자동차는 냉각수가 마르면 바로 채우면 되지만, 폐음은 물을 많이 마신다고 쉽게 보충되는 것이 아니다. 그러므로 폐의 진액(津液) 즉 폐음은 부족한 것을 보충하기보다는 소모되는 것을 막는 예방이 더 중요하다. 내가 폐음에 도움이 되는 음식이나 약을 권하기보다 매운 음식을 금하고, 커피·녹차 같은 카페인 음료를 피하며, 찜질방이나 사우나 이용을 자제하라고 하는 것도 이런 이유에서다.

그렇다고 폐음을 보충하는 음식이 없는 것은 아니다. 건조한 겨울과 봄을 지나 여름의 길목에 있는 5월은 폐음을 비축하기에 가장 좋은 시기다. 따라서 여름 나기가 힘든 사람들은 5월부터 미리 다음과 같은 음식을 먹기 바란다.

폐음을 돕는 데에는 시큼한 맛의 산미(酸味)나 떫은 맛의 삽미(澁味)를 가진 식품이 도움이 된다. 매실·감잎·오미자가 대표적인데, 이들은 기운을 수렴하는 성질이 강해 한의학에서는 약재로도 쓰인다. 이들은 땀·소변·대변까지 거둘 정도의 수렴성을 갖고 있다. 그래서 변비에는 감잎차를 마시지 말고, 감기로 땀을 낼 때에는 오미자를 먹지 말라고 하는 것이다.

매실·감잎·오미자의 강한 수렴성은, 폐음이 땀·소변·대변을 통해 밖으로 새는 것을 막는다. 요즘 이들 식품이 건강식품으로 주목받는 것은 현대 문명이 폐음을 말리고 심열을 조장하기 때문이다. 그러나 설탕에 절인 매실 엑기스나 오미자 효소를 먹거나, 감잎차에 설탕을 타서 마신다면 설탕으로 인해 폐음이 오히려 더 마르므로 주의해야 한다.

마이너스에서 건강을 생각한다 17

진액을 지켜라 ❹ ─ 가려움증

가려움의 고통은 크다. 나도 가려움 때문에 잠 못 이룬 경험이 많다. 그러나 가렵다는 것은 병리 증상이 아니다. 그것은 피부를 긁게 하여 혈맥(血脈)에 울체된 열기를 빼내려는 자연 반응이다. 내가 아토피든, 습진이든, 건조성 소양증이든, 지루성 피부염이든 상관없이 환자가 가려움을 호소하면 혈열(血熱)을 식히는 한약을 동일하게 쓰는 이유가 여기에 있다. 한약으로 가려움이 사라지는 것은, 혈열이 다스려져서 피부를 긁어 밖으로 열을 빼낼 필요가 없다는 뜻이다.

 불이 나면 사이렌이 울리듯이 가려움은 혈열을 알리는 경고 신호다. 따라서 혈열은 다스리지 않고 가려움만 진정시키는 것은, 불은 놔두고 사이렌만 끄는 격이다. 물론 나는 사이렌 소리가 얼마나 시끄러운지 안다. 잠을 못 잘 정도로 울리는 그 소리에 나도 그만 사이렌을 부수고 싶다.

 2002년 여름부터 피부병 환자를 대하는 나의 태도가 달라졌다. 나 자신이 새집증후군으로 인한 알레르기 습진을 앓으면서 양약을 무조건 반대하던 예전과 달리 가려움이 심할 경우에는 잠시 써도 이해하게 된 것이다. 이는 사이렌의 시끄러움을 직접 느껴 보았기 때문인데, 책에서도 이러한 문제를 다루고 있다. 가령 이 책에서는 안구건조증을,《희관 씨의 병든 집》에서는 알레르기 습진 문제를 다루었다. 이 두 가지 질병은 몸이 건조한 나의 체질에서 비롯하였다.

진액(津液)이 마르는 건조한 체질은 양기(陽氣)의 제어가 어려워 혈열이 쉽게 뭉친다. 곰팡이 감염을 제외한 대부분의 피부 가려움은, 체질적으로 몸이 건조하거나 부주의한 생활로 인해 진액이 고갈된 사람에게 생긴다. 따라서 한약으로 혈열을 식히는 치료보다 평소 진액이 소모되지 않도록 예방하는 것이 중요하다.

매운 것을 먹을수록, 땀을 많이 흘릴수록, 과로할수록 더 가려워지는 것은, 매운 음식과 발한, 과로가 몸의 진액을 말리기 때문이다. 이밖에도 진액을 말리는 요인은 많은데, 카페인 음료, 참외·수박 등의 여름 과일, 컴퓨터와 가전제품, 찜질방, 사우나, 반신욕, 만성적인 묽은 변, 대량 출혈 등을 들 수 있다. 이렇게 진액이 말라 가려움을 호소하는 사람들은 음주, 흡연, 침뱉기, 과도한 성 생활, 말을 많이 하는 습관 등을 피해야 한다. 먹지마 건강법으로도 잘 호전되지 않는 피부병 환자들은 생활 속에서 진액이 소모되는 바는 없는지 점검해 보자. 설사 피부병이 없더라도 몸이 건조한 사람들은 예방 차원에서 조심해야 한다.

그런데 가려움이 혈열을 빼내는 자연 반응이라 해서 일부러 피부를 긁어서는 안 된다. 청결하지 않은 손으로 긁으면 병균에 감염되므로 대신 가려운 부위를 차가운 물로 찜질하자. 냉찜질을 하면 혈열이 식으면서 가려움도 완화된다. 아토피 환자들은 치유 과정에서 추위를 느낀다. 이는 진액이 생성되고 혈열이 다스려지고 있다는 증거인데, 추위를 느끼는 만큼 가려움도 진정된다.

온도 못지않게 습도도 중요하다

우리는 인사할 때 날씨를 많이 언급한다. 그런데 날씨 인사말에는 묘한 구석이 있으니, 거기에는 습도와 관련된 표현이 없다. 예컨대 여름에 "날씨 덥네요"라고는 해도 "몹시 습하네요"라고 하지는 않는다. 이처럼 날씨 인사에서도 드러나듯이 우리는 습도에 무관심하다. 여름에 선풍기와 에어컨은 알아도 제습기는 모르고, 겨울에 가습기는 없어도 난로와 온풍기는 꼭 있어야 한다. 이는 습한 것보다는 더위가, 건조한 것보다는 추위가 사람을 더 힘들게 하기 때문이지만, 한의사의 관점에서 볼 때 이는 안타까운 일이다. 온도에 지나치게 민감하고 습도를 무시하는 것은 건강에 해롭기 때문이다.

한의학에서는 오운육기(五運六氣)라 해서 기후 변화와 몸의 생리를 연결지어 본다. 즉 우리 몸에도 바람이 불고(風), 햇볕이 비치며(火), 춥고(寒), 덥고(暑), 건조하며(燥), 습한(濕) 기후 변화가 있으니, 이를 '풍한서습조화(風寒暑濕燥火)'의 육기(六氣)라 칭한 것이다.

그런데 나는 이 육기를 '풍광한열조습(風光寒熱燥濕)'으로 재해석하여 다음의 세 가지로 분류한다. 즉 풍광(風光)을 '신(神)'으로, 한열(寒熱)을 '기(氣)'로, 조습(燥濕)을 '정(精)'으로 묶는 것이다. 이처럼 정(精)·기(氣)·신(神)의 세 가지에 육기를 배속하는 것은, 신이 지성(知性)을, 기가 감성(感性)을, 정이 체성(體性)을 대표하기 때문이다. 단전호흡을 하는 사람은 상단전(上丹田)에서 신이, 중단전(中丹田)에서 기가, 하단전(下丹田)에서 정이 나오는 것으로 이해하면 된다.

단전 수련자는 하단전이 얼마나 중요한지 안다. 하단전이 충실해야 중단전과 상단전이 완성되기 때문이다. 정충(精充)해야 기장(氣壯)이 이루어지고, 기장(氣壯)을 통해 신명(神明)이 밝혀진다는 것을 깨달은 수련자는 몸에 정을 채우고자 노력한다.

이것은 솥에 담긴 물이 끓어올라 수증기가 솥뚜껑에 이슬로 맺히는 과정에 비유할 수 있을 것이다. 여기서 물은 정에, 수증기는 기에, 이슬은 신에 해당하므로, 물이 충분할수록 수증기와 이슬이 많이 맺힌다. 이와 마찬가지로 신과 기가 제대로 발휘되려면 정부터 충실해야 한다.

내가 신경쇠약이나 우울증과 같은 마음의 병이나 감정 조절이 힘든 다혈질의 환자를 치료하면서 마음(神)과 감정(氣)의 통제를 요구하지 않고 몸의 건강(精)만 강조하는 이유가 여기에 있다. 정충되지 않은 수련자가 신명을 수련하면 주화입마(走火入魔)에 빠지듯이, 몸도 건강하지 않은 환자에게 마음과 감정을 통제하라고 하는 것은 위험하다.

이는 결국 체력(精)이 감정(氣)과 정신(神)의 바탕이 된다는 것을 말해 준다. 이것을 육기의 관점에서 생각해 보면 정신은 인체의 바람과 햇볕이고, 감정은 춥고 더운 것이며, 체력은 습하고 건조한 것이다. 따라서 마음과 감정의 통제 이전에 몸의 건강을 우선하는 것은 조습의 중요성을 강조하는 것이다. 이처럼 조습은 육기의 기초다. 나는 조습의 균형이 깨진 상황에서는 한열과 풍광의 균형이 바로 잡히지 않는다는 것을 수많은 환자를 통해 경험했다.

환자들은 모두 한열 증상을 호소한다. "손발이 너무 차요", "가슴에 열이 많아요" 하는 식으로 말이다. 반면 "피부가 건조합니다", "몸이 습합니다"라며 조습의 문제를 먼저 말하는 환자는 본 적이 없다. 이는 습도가 온도보다 감지하기 어렵기 때문이기도 하지만, 습도 문제를 너무 가볍게 여기는 탓이기도 하다. 민간요법에서도 마찬가지이니, 풍광을 다스는 풍욕이나 한열을 조화롭게 하는 반신욕은 있어도 체내 조습을 조절하는 방법은 전무하다.

요즘 들어 반신욕이 유행이다. 냉기(冷氣)를 만병의 근원으로 보아 몸을 따뜻하게 하자는 것인데, 몸이 건조한 상태에서 무조건 따뜻하게 하면 오히려 진액(津液)이 소모된다. 나는 몸의 진액을 지켜야 한다고 강조한다. 한열의 불균형보다 진액이 말라 생긴 조습의 부조화가 현대 문명에서는 더 심각한 문제이기 때문이다. 따라서 반신욕도 자신의 조습에 맞춰서 해야 한다.

마이너스에서 건강을 생각한다 19

감기 이상으로 감기 후유증이 무섭다

만성피로증후군은 난치병으로 분류되고 있다. 그러나 이 질병이 감기 후유증이라는 사실을 안다면 치료가 그렇게 어렵지 않다. 이 병의 치료가 어려운 것은 몸이 허(虛)하다고 육류를 섭취하고, 건강 보조 식품에 의존하며, 보약을 복용하기 때문이다.

감기와 달리 감기 후유증은 열(熱)이 몸속으로 파고들어가기 때문에 무섭다. 감기 후유증은 외감(外感)된 사열(邪熱)이 피부·살·근육·골수로 퍼지는 과정인데, 한의학에서는 이 문제를 상한(傷寒)·온병(溫病)으로 다룬다.

그러나 내상(內傷)이 강조되면서 외감 질환인 만성피로증후군을 내상으로 진단하여 보약을 쓰다가 병이 악화되는 상황이 벌어지고 있다. 많은 난치병이 외감 질환임을 볼 때, 상한·온병의 치료법으로 다스려야 하는 외감병을 내상병으로 접근하여 불치가 되어 버리는 현실은 충격적이다. 이와 같은 사실이 의료계에 미칠 파장은 엄청나다. 나는 불치 질환 중 감기 후유증으로 인한 것은 완치 가능하다고 믿는다.

감기는 만병의 근원이다. 피부에 머물던 감기 열이 살·근육·골수로 파고들어가면 병세가 커지기 때문이다. 만성피로증후군은 피부의 사열이 살로 들어간 것이고, 근무력증은 근육으로, 백혈병은 골수로 전이된 것이다. 이처럼 감기 열이 몸속으로 들어갈수록 치료는 더 어려워진다. 실제 만성피로증후군이나 근무력증, 백혈병 환자들은 심한 감기를 앓고 난 뒤에 발병한 것임을 알 수 있는데, 이는 감기로 인해 피부에 조성된 열이 살·근육·골수로 파고들어갔음을 뜻한다.

그런데 만성피로증후군에 보양제를 쓰거나, 근무력증에 기름진 음식을 먹으면 병세가 더 악화된다. 이는 보양제와 육류가 열을 더 승하게 하기 때문이다. 따라서 이때에는 열을 조장하는 음식을 피하고 생활 습관을 개선하면서 청열(淸熱)의 효능을 지닌 약재를 사용하면 치료가 된다. 나는 만성피로증후군을 이와 같은 방식으로 치료하기 때문에 근무력증과 백혈병도 치료가 가능하리라고 본다.

그러면 자신의 몸 상태를 점검하기 위해 체온을 확인해 보자. 36도 5부가 정상 체온으로, 대부분 36도에서 37도 사이로 나올 것이다. 그런데 37도가 넘어가면 몸 상태를 점검할 필요가 있다. 나는 이런 사람들에게 최근에 감기·몸살을 앓았는지 확인한다. 감기후유증이 염려되기 때문이다. 이에 대해 체질적으로 열이 많아서 그렇다는 사람들도 있는데, 그것은 체질에 따른 생리 문제가 아니다. 자신이 감기·몸살을 언제 앓았는지 기억하지 못할 뿐이다. 감기 후유증으로 야기되는 내열(內熱)은 수년간 지속되므로 오래 전에 앓았던 감기·몸살도 문제가 된다.

그런데 더 큰 문제가 있으니, 체온이 비정상인데도 자신에게 열이 있는 것을 모르는 경우다. 정상인은 37도 이상이 되면 열을 감지하는 반면, 몸의 감각이 떨어진 사람은 미열조차 느끼지 못한다. 나는 보통 사람 같으면 해열제부터 찾았을 37도 5부에도 감기 기운이 전혀 없다는 환자들을 적지 않게 보았다. 이는 정말 감기 기운이 없어서가 아니라 몸속으로 들어간 열을 느끼지 못하기 때문이다. 이런 사람들은 감기가 있어도 휴식을 취하지 않으므로 감기 후유증으로 진행될 가능성이 높다.

감기 후유증으로 인한 질병에는 만성피로증후군, 근무력증, 백혈병 외에도 루프스와 같은 자가 면역 질환이 있다. 상당수의 소모성 난치병도 여기에 포함된다. 이때 감기 치료법조차 없는 양의학과 달리 한의학은 상한·온병으로 감기 후유증을 다스릴 수 있다. 다만 항생제의 등장 이후 한의사들이 상한·온병에 대해 잊고 있으나, 장차 뜻있는 한의사들이 이것을 난치병 치료에 응용한다면 한의학이 세계적으로 주목받으리라 생각한다.

그러나 무엇보다도 예방이 최선이다. 감기·몸살에 걸렸을 때 후유증을 남기지 않으려면 다음의 사항을 유념해서 실천하자. 이렇게 하면 상한·온병의 도움도 필요 없다.

- 수렴성이 강한 식품과 약초를 피한다(매실·오미자·사과·감잎차 등).
- 육류와 유가공품의 섭취를 금한다.
- 커피·녹차·홍차·맥주 같은 이뇨 식품을 금한다.
- 인삼·홍삼·녹용 등의 보약과 건강 보조 식품을 금한다.
- 과로를 피한다.
- 무리한 운동이나 찜질, 사우나로 과도하게 땀을 흘리지 않는다.
- 목욕과 샤워를 하지 않는다.

이러한 관리로도 감기·몸살이 자연 치유되지 않으면 한의사의 도움을 받는 것이 좋다. 또 감기약을 일주일 이상 복용해도 소용없거나, 감기가 다 나은 것 같은데 원인 모를 증상이 생기는 경우, 그리고 감기약을 습관적으로 복용하거나 항상 미열을 느끼는 사람들도 한의사의 도움을 받아 보는 것이 좋다. 특히 외국 여행 때에 감기·몸살 증상이 있었다면 귀국 후 반드시 건강 검진을 받아야 한다.

마이너스에서 건강을 생각한다 20

열감기는 인체를 포맷한다

컴퓨터를 오래 쓰다 보면 점차 성능이 떨어져 디스크 정리와 디스크 조각 모음으로도 시원치 않을 때가 있다. 하드 포맷은 컴퓨터의 작업 환경을 새롭게 하는 데 가장 확실한 방법이다. 이와 마찬가지로 우리 인체에도 생리적인 포맷 기능이 있으니, 감기와 몸살로 인한 고열이 그것이다.

앞에서 나는 감기를 만병의 근원인 무서운 질병으로 간주했다. 그러나 내가 경계하는 것은 감기 후유증이지 감기 그 자체가 아니다. 1년에 한 번 정도 앓는 열감기는 오히려 인체를 포맷하여 노폐물을 일시에 정화해 주는 구실을 한다. 나는 환자들에게서 열감기 이후에 고질병이 나았다는 이야기를 여러 번 들었다. 나 역시 같은 경험을 했다. 목 부위에 잡히던 지방 덩어리가 열감기를 앓고 난 뒤 사라진 것이다.

이러한 경험을 통해 나는 열감기로 인한 고열이 담음(痰飮)·어혈

(瘀血)·독소(毒素) 같은 노폐물을 태워 버린다는 사실을 알게 되었다. 암 환자들에게 고열의 증기를 가하는 온열 요법을 쓰는 것도 이 때문이다. 그러나 찜질방과 사우나를 이용할 때처럼 열이 몸 외부에서 가해지는 것보다는 몸 내부에서 발현되는 것이 효과적이다. 내부에서 발현되는 열은 몸이 이겨낼 만큼 적절하게 생성되기 때문이다.

감기와 몸살로 인한 고열은 병리 현상이 아닌 자연 치유의 과정이다. 소아 감기에서 유독 고열이 자주 동반되는 것은, 성장을 위한 노폐물 해소의 필요성이 높아지기 때문이다. 따라서 열이 있다고 바로 해열제를 쓰면 안 된다. 해열제로 열이 내려도 시간이 지나면 다시 열이 오르는데, 이는 태워야 할 노폐물이 남아 있기 때문이다.

"우리 아이는 감기를 달고 살아요. 특히 열감기로 고생입니다." 이것은 인체의 포맷 기능을 알지 못하고 해열제만 반복해서 쓰는 부모에게서 자주 듣는 말이다. 그러나 지나친 열은 몸에 해롭다. 컴퓨터에서도 백업 없이 포맷하다가는 저장한 자료를 다 날려 버리듯이 고열의 인체 포맷은 몸을 상하게 할 수 있다. 따라서 고열이 나면 한약의 도움을 받도록 하자.

불을 끄는 데에는 두 가지 방법이 있다. 물을 부어 갑자기 끄는 방법과 불길을 유도해서 서서히 끄는 방법이 그것인데, 전자는 양방 해열제에, 후자는 한방 감기약에 해당한다. 한의학에서는 감기약을 '해표지제(解表之劑)'라 부르는데, 여기에서 '해표'란 감기 열을 피부 바깥으로 쫓아낸다는 뜻이다. 불길을 자연스럽게 잡는 이러한 방식은,

갑자기 물을 뿌려 인체의 포맷을 방해하는 양방 해열제와는 다르다. 그러므로 감기·몸살에는 처음부터 한약을 쓰는 것이 좋다. 양약에만 의존하는 현실은 인체의 포맷을 어렵게 만들고, 감기 후유증까지 야기하고 있다.

   그런데 인체의 포맷은 항상 열이 있는 사람에게는 위안이 될 수 없다. 포맷만 하는 컴퓨터는 정상이 아닌 것이다. 포맷은 몇 시간으로 충분하므로, 오랜 기간 인체의 포맷 작업이 진행된다면 한의원에서 진료를 받기 바란다. 컴퓨터는 포맷을 하지 않아도 잘 돌아가는 것이 좋은 것이다. 먹지마 건강법의 실천으로 몸에 노폐물이 쌓이지 않게 되면 고열의 인체 포맷은 일어나지 않는다.

춥고 바람 맞아야 잘 자란다

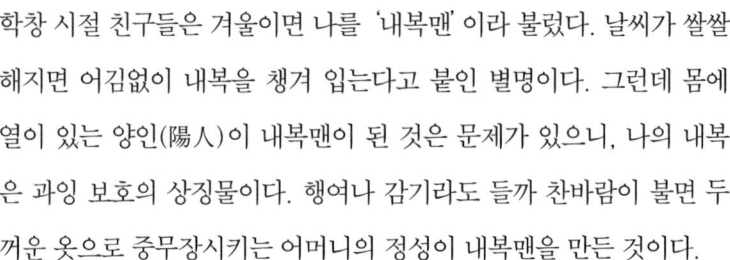

학창 시절 친구들은 겨울이면 나를 '내복맨'이라 불렀다. 날씨가 쌀쌀해지면 어김없이 내복을 챙겨 입는다고 붙인 별명이다. 그런데 몸에 열이 있는 양인(陽人)이 내복맨이 된 것은 문제가 있으니, 나의 내복은 과잉 보호의 상징물이다. 행여나 감기라도 들까 찬바람이 불면 두꺼운 옷으로 중무장시키는 어머니의 정성이 내복맨을 만든 것이다.

감기는 날씨가 춥다고 걸리는 것이 아니다. 그것은 첫째 실내외의 온도 차가 크기 때문이고, 둘째 실내가 건조하기 때문이며, 셋째 추위를 이기도록 피부가 단련되지 않았기 때문이다. 따라서 실내 온도를 낮추고, 가습기로 습도를 유지하며, 피부를 단련하면 감기를 예방할 수 있다. 나처럼 아이를 내복맨으로 만들고 싶지 않은 부모는 이 점에 주목하기 바란다.

그런데 감기를 예방하는 이 세 가지 방법 중 피부 단련은 위기(衛氣) 증진을 말하는 것이다. 한의학에서 '위기'란 외부의 나쁜 기운(邪

氣)이 몸 안으로 침범하는 것을 막는 인체 방어력을 뜻한다. 요즘 민간요법으로 유행하고 있는 풍욕(風浴)은 이러한 위기를 증진시키는 것으로서, 피부에 바람을 맞게 하는 것이 감기 예방의 비법이다.

현대인은 온 몸을 옷으로 감싸 피부가 바람 맞는 것을 차단하고 있는데, 알몸으로 행하는 풍욕은 피부를 단련시켜 준다. 이것은 어린 시절부터 행해야 하는데, 외국에서는 오랜 전통으로 실천하고 있다. 러시아에서는 영하 20도의 날씨에도 아이가 밖에서 찬바람을 맞게 하고, 일본에서는 한겨울에도 반바지 차림으로 유치원에 가게 하니, 위기 증진의 관점에서 볼 때 이는 참으로 지혜롭다. 아이들이 껴입는 옷가지가 많아져 피부 호흡을 막을수록 소아과의 문턱은 낮아진다.

발목 펌프 운동을 창시한 이나가키 아미사쿠는, 나뭇잎이 바람에 흔들리는 모습을 보고 힌트를 얻었다. 식물이 물을 빨아올리는 원동력은, 바람으로 인해 잎이 아래위로 움직이면서 생기는 펌프 작용에 있다는 것이다. 이와 같은 관점에서 보면 농작물의 하우스 재배는 문제가 있다. 그것은 재배 과정에서 바람이 제외된 농사법이기 때문이다. 농작물이 병충해에 약해 농약에 의존할 수밖에 없는 것은, 바람이 차단된 비닐하우스 안에서 곱게 자라기 때문이다.

요즘 피크노제놀이라는 건강 보조 식품이 주목받고 있다. 이는 해안에서 자라는 소나무로 만든 항산화제인데, 바닷바람을 맞은 소나무라야 효과가 있다고 한다. 이처럼 바람은 사람에게든 식물에게든 마찬가지로 중요하다. 아직도 내복 없이는 겨울나기가 힘든 내 모습은,

비닐하우스에서 자란 나약한 농작물과, 산에서 자란 소나무로 만든 가짜 피크노제놀과 다르지 않다.

딱딱딱 움찔움찔 운동을 하자

  요즘 나는 딱딱딱 움찔움찔 운동을 하고 있다. 딱딱딱 이빨을 부딪치고 움찔움찔 항문을 조이는 것이다. 이러한 행동은 단순해 보이지만 하늘의 기운(天氣)과 땅의 기운(地氣)을 이어 주는 철학적 운동이다.

  몸에 흐르는 육기(六氣 : 風·光·寒·熱·燥·濕)에는 각각의 통로가 있다. 이를 경락(經絡)이라 하는데, 궐음경(厥陰經)에는 바람의 기운이, 소양경(少陽經)에는 빛의 기운이, 소음경(少陰經)에는 열한 기운이, 태양경(太陽經)에는 찬 기운이, 태음경(太陰經)에는 습한 기운이, 양명경(陽明經)에는 건조한 기운이 흐른다.

  그런데 경락은 독맥(督脈)과 임맥(任脈)이라는 큰 줄기에서 뻗어 나온다. 독맥에는 하늘의 기운이, 임맥에는 땅의 기운이 흐르기 때문에, 기후 변화가 하늘과 땅 사이에서 일어나듯이 육기의 통로인 경락도 독맥과 임맥에서 나오는 것이다. 따라서 독맥과 임맥이 제대로 통해야 육기가 바르게 작용한다.

선가(仙家)에서는 수도할 때 독맥과 임맥이 통하는 소주천(小周天)을 강조한다. 독맥과 임맥이 서로 연결되어 인체의 하늘과 땅이 조화를 이룸으로써 경락을 통해 육기의 흐름이 원활해야 도인이 되는 것이다. 그러나 평범한 사람은 독맥과 임맥이 인체의 두 구멍, 즉 입과 항문으로 인해 서로 단절되어 있다. 꼬리뼈와 항문 사이의 장강(長强)에서 시작하는 독맥은 윗입술의 잇몸 부위인 은교에서 끝나고, 항문과 생식기 사이의 회음(會陰)에서 시작하는 임맥은 아랫입술 아래의 승장(承漿)에서 끝난다. 이처럼 입에서는 은교와 승장, 항문에서는 장강과 회음 때문에 독맥과 임맥이 단절되어 있는 것이다. 그러므로 딱딱딱 이빨 부딪치기는 입에서 끊긴 은교와 승장을 연결하고, 움찔움찔 항문 조이기는 항문에서 끊긴 승장과 회음을 연결하는 것이다.

딱딱딱 움찔움찔 운동은 하늘과 땅의 기운을 조화시키는 도인 운동이다. 이 운동은 육체뿐만 아니라 마음까지 건강하게 만들므로 몸과 마음의 조화를 바라는 사람들에게 큰 도움이 된다. 입과 항문에 힘을 모아 딱딱딱 움찔움찔해 보자. 독맥을 따라 물〔水〕이 오르고 임맥을 따라 불〔火〕이 내리면서 입에 침이 고이고 아랫배가 따뜻해질 때 한의학에서 추구하는 최상의 건강 상태인 수승화강(水升火降)이 이루어진다. 몸과 마음이 힘들 때 나는 지그시 이를 악물고 항문에 힘을 주어 하늘과 땅의 기운이 서로 맞물려 돌아가는 것을 느껴 본다.

잼잼 짝짜꿍은 소화력을 높인다

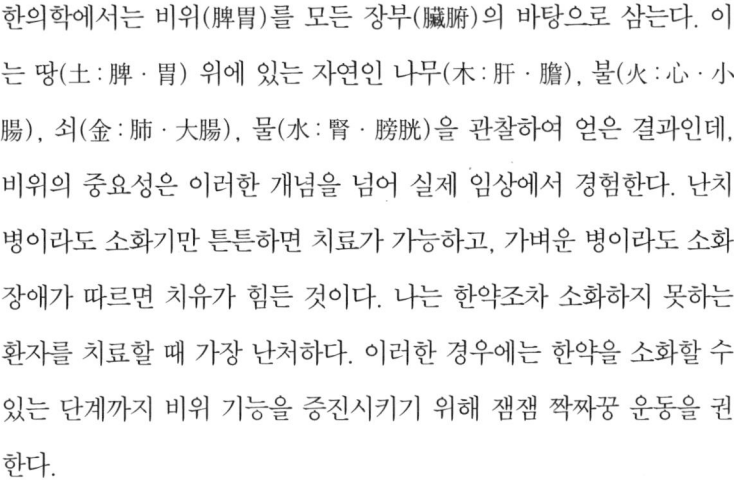

한의학에서는 비위(脾胃)를 모든 장부(臟腑)의 바탕으로 삼는다. 이는 땅(土:脾·胃) 위에 있는 자연인 나무(木:肝·膽), 불(火:心·小腸), 쇠(金:肺·大腸), 물(水:腎·膀胱)을 관찰하여 얻은 결과인데, 비위의 중요성은 이러한 개념을 넘어 실제 임상에서 경험한다. 난치병이라도 소화기만 튼튼하면 치료가 가능하고, 가벼운 병이라도 소화장애가 따르면 치유가 힘든 것이다. 나는 한약조차 소화하지 못하는 환자를 치료할 때 가장 난처하다. 이러한 경우에는 한약을 소화할 수 있는 단계까지 비위 기능을 증진시키기 위해 잼잼 짝짜꿍 운동을 권한다.

나는 '비주사말(脾主四末)'이라는 말을 자주 쓴다. 이 말은 팔다리가 소화기와 연관이 있음을 뜻하는데, 팔다리가 붓고 저리며 아픈 것은 비위 문제에 따른 증상이라 보는 것이다. 아울러 이 말은 팔다리의 움직임으로 비위 질환을 다스릴 수 있음을 의미하기도 한다. 손가락을 오므렸다 폈다 하는 '잼잼'과 손뼉을 치는 '짝짜꿍'은 사지를 자극해서 비위의 기운을 높여 준다. 식후 가벼운 산책이 소화에 도움이 되는 것은, 사지의 움직임을 통해 비위 기능이 좋아지기 때문이다. 그러나 만성 소화 장애 환자들은 산책하기가 힘들다. 소화력이 떨어지면 사지가 무기력해지기 때문이다. 따라서 밖에 나가기 힘든 소화기 환자에게는 움직임이 크지 않은 잼잼 짝짜꿍이 효과적이다.

도리도리 · 잼잼 · 곤지곤지 · 짝짜꿍 같은 아기들의 놀이는 단순한 재롱이 아닌 발육 운동이다. 특히 잼잼 짝짜꿍은 아기의 미숙한 비위를 성숙시킨다. 이럴 때 손가락뿐만 아니라 발가락도 함께 잼잼 짝짜꿍해 보자. 익숙해지면 딱딱딱 움찔움찔 운동도 동시에 가능해지는데, 움찔움찔 운동을 할 때 생기는 상기(上氣) 증상은 발가락 잼잼으로 막을 수 있다. 임맥(任脈)과 독맥(督脈)을 연결하는 딱딱딱 움찔움찔과 비위를 돕는 잼잼 짝짜꿍은 건강을 지키는 최상의 운동법이다.

잼잼 짝짜꿍은 비만에도 좋다. 비만은 오염된 음식 탓에 비위와 장(腸)에서 음식을 제대로 소화 흡수하지 못해 생긴 잉여 노폐물이 체내에 쌓인 것이다. 따라서 먹지마 건강법을 바탕으로 꾸준히 운동하면 음식의 소화 흡수가 촉진되어 잉여 노폐물이 소실됨으로써 비만이 사라진다. 그런데 다이어트에는 작은 근육의 운동이 효과적이다. 작은 근육은 손가락과 발가락에 주로 분포되어 있으니, 잼잼 짝짜꿍만큼 훌륭한 다이어트 운동은 없다. 이제부터 손가락과 발가락을 바쁘게 움직여 보자. 그래야 위장이 튼튼해지면서 비만이 예방된다.

마이너스에서 건강을 생각한다 24

호랑이처럼 걷자

야생 동물은 사람보다 건강하다. 수명이 짧더라도 살아 있는 동안에는 잘 아프지 않는다. 그러나 야생 동물도 사람 손에 길들여지면 병이 든다. 동물은 자연 상태에 있을 때 건강하다. 그런데 사람이 야생 동물에 비해 약한 것은, 자연에 어긋나는 직립 보행 때문이다.

인류의 90퍼센트 이상이 앓아 본 경험이 있는 요통은 직립 보행의 결과로 네발짐승에게는 없는 것이다. 요통은 직립으로 인해 땅에서 수직으로 선 척추가 중력의 부담을 받아 생기는 것인데, 이는 양의학의 해부학적인 문제로 그치지 않는다. 한의학의 관점에서 직립은 체내 장부(臟腑)의 기능 저하를 야기하기 때문이다. 즉 척추를 중심으로 매달린 장부가 아래로 처져 서로 겹침으로써 순환 장애를 동반하는 것이다. 이는 빨랫줄을 수직으로 세웠을 때 서로 붙은 빨래가 잘 마르지 않는 것과 같은 이치다. 빨래는 수평으로 걸어 놓은 빨랫줄에 일정한 간격을 두고 널어야 잘 마른다. 이와 마찬가지로 척추도 땅과 수평을 이룰 때 장부가 바르게 움직인다. 내가 인간의 직립을 반자연적인 것으로 보는 이유가 여기에 있다. 마르지 않은 옷을 입고 기분이 좋을 사람은 없다. 아래로 처져 서로 겹친 장부들은 축축한 빨래처럼 습(濕)을 만든다. 이 습한 기운은 체질에 따라 한(寒)이나 열(熱)을 동반하여 한습(寒濕)하거나 습열(濕熱)한 질환을 야기한다.

이에 나는 '호보(虎步)'를 소개한다. 호랑이 걸음을 뜻하는 이것은 바닥에 엎드려 네 발로 기는 것으로서, 중국의 선가(仙家)에서 내려오는 건강 비법이다. 주위의 시선 때문에 실천하기가 어렵지만 사람은 누구나 아기 때 호보의 경험을 갖고 있다. 아기는 기어다니는 행위를 통해 장부가 빠르게 성숙하고 면역력도 증강한다. 아기처럼 양손을 땅에 붙이고 기어 보자. 척추의 부담이 줄어들면서 겹쳐진 장부가 펴져 순환이 원활해지니, 축축한 빨래가 마르듯이 몸 전체가 가벼워진다.

한의대 시절, 건강이 좋지 않던 나에게 한 도인이 이런 말을 해주었다. "자네가 건강하려면 땅바닥을 기어야 해." 당시에는 무슨 말인지 이해하지 못했는데, 졸업 후 모셨던 법사님을 통해 그 의미를 알게 되었다. 운동 삼아 산을 기어서 오르내리던 법사님에게서 호보를 배운 것이다. 팔이 다리보다 짧은 신체 구조를 갖고 있는 사람은, 경사가 있는 언덕에서는 기는 것이 평지보다 수월하다. 그리고 산에서의 호보는 자연을 접할 수 있어 좋다.

타인의 시선이 두려운 사람은 실내에서 해보자. 8자를 그리며 기어다니면 넓은 공간도 필요 없다. 입덧이 심한 임신부에게 8자로 기는 것을 권하는 것은, 호보가 습(濕)을 다스리기 때문이다. 임신부의 입덧은 위장에 담습(痰濕)이 뭉쳐서 생기는 것이다. 그런데 퇴행성 관절 환자들은 이 운동을 피해야 한다. 관절에 이상이 없는 사람들도 무리해서는 안 된다. 온 가족이 함께 호랑이 놀이를 해보자. 기어다니다 보면 뽀송뽀송하게 잘 마른 빨래처럼 뱃속이 상쾌해진다.

수영은 안 된다

먹지 말라는 부정적인 이야기만 하는 나도 운동에 대해서는 관대하다. 무슨 운동이든 꾸준히 하면 좋기 때문이다. 먹을거리와 달리 운동에는 불량이 없다. 수영만 빼고 말이다. 환자들은 수영이 왜 해로운지도 모르고 무조건 건강한 운동으로 여긴다. 그러나 먹지마 건강법이 육류·유가공품·밀가루를 제한하는 이유가 항생제·호르몬·방부제 때문인 것처럼, 수영 역시 그 자체로는 훌륭한 운동이지만 수영장의 물 때문에 건강에 좋지 않다. 이는 조깅이 아무리 좋아도 황사 속에서는 해로운 것과 같은 이치다.

나는 수영장 하면 소독약 냄새가 떠오른다. 이는 수영장 근무자에게 발생한 만성 결막염이 수영장에서 사용하는 소독약 때문이라는 산업안전공단의 발표를 접하면서부터다. 수영장 근무자의 만성 결막염은 일종의 직업병으로, 수영장 물의 소독약으로 사용하는 차아염소산나트륨에서 나오는 염소가 눈을 지속적으로 자극한 결과다. 차아염소산나트륨은 정제 과정에 따라 공업용과 식품첨가용으로 나뉜다. 문제는 물속에서 산이 빨리 증발하여 공기를 오염시키고, 정제하지 않아 유해 물질을 함유할 가능성이 높은 공업용에 있다. 그러나 식품첨가용이라 해서 과연 안전할까?

수영장에서는 눈병과 피부병이 생길 수 있다. 유행성 결막염의 진원지가 수영장이고, 알레르기가 있는 사람의 경우 수영장 물의 잔류 염소가 피부를 자극하여 염증을 유발할 수 있는 것이다. 그러나 수영장 물은 여름철 유행하는 눈병이나 평소 피부가 약한 사람들의 피부병 문제로 그치지 않는다. 수영 도중 물을 마시기 때문에 내과 질환까지 야기할 수 있는 것이다. 수영장 관리 실태를 조사한 결과, 수질이 수영 중에 물을 삼키는 사람의 건강을 위협할 정도여서 기준 강화가 시급한 것으로 드러났다.

수영장은 소독이 부족해도 문제고, 너무 지나쳐도 문제다. 소독이 부족하면 각종 바이러스와 세균이 두렵고, 소독이 지나치면 호흡기와 소화기로 흡수되는 화학 약품이 걱정이다. 바이러스와 세균에 감염되는가 하면, 소독 약품이 폐와 위를 자극하고 장의 유산균을 죽이고 있음에도 수영이 건강한 운동이라고 여겨서는 안 된다. 관절과 근육을 튼튼히 하는 물리 치료의 목적에서 수영을 하려는 환자들은 온천이나 바닷물을 이용해야 한다. 지금처럼 수영장에 소독약을 사용하는 한 수영장에서의 수영은 바람직하지 않다.

나는 복지 기관에 의료 봉사를 다닌 적이 있었다. 그런데 그곳에 갈 때마다 마음이 무거웠다. 환자들이 복지 기관의 수영장에서 물리 치료를 받은 다음 침을 맞으러 오기 때문이다. 나는 그들에게서 소독약 냄새를 맡으면서 하라고도 할 수 없고 하지 말라고도 할 수 없는, 계륵(鷄肋)과 같은 수영이 걱정되었다.

마이너스에서 건강을 생각한다 26

장(腸)은 화장실 변기와 다르다

한 나라의 문화 수준을 알려면 공중 화장실을 가보라고 한다. 우리나라의 공중 화장실도 화장실 청결 캠페인까지 벌인 덕분에 많이 깨끗해졌다. 그런데 나는 화장실의 새하얀 변기를 볼 때마다 생각하는 것이 있으니, 그것은 '사람의 장(腸)은 화장실 변기와 다르다' 는 것이다. 변기는 깨끗할수록 좋지만 장은 그렇지 않다. 장의 변을 변기에 묻은 똥처럼 불쾌하게 여겨서는 안 된다.

요즘 숙변을 제거하기 위한 장 청소가 유행이지만, 숙변은 변기에 묻은 똥과 같은 혐오물이 아니다. 나는 화장실 청결 캠페인처럼 벌어지고 있는 장 청소가 걱정이다. 숙변에서 발생하는 독소가 혈액을 탁하게 한다는 사실에는 동의하지만, 이는 숙변이 지나칠 때의 문제이지 약간의 숙변은 장에 오히려 도움이 되기 때문이다. 따라서 나는 세제로 화장실 변기 닦듯이 숙변을 완전히 제거하는 장 청소에 반대한다.

나는 숙변을 다르게 부른다. 즉 유산균의 먹이라는 점에서 '식변(食

便)'이라고 하거나, 독소가 장을 튼튼히 한다는 점에서 '건변(健便)'이라고 부른다. 장에서 똥의 흔적을 없애 청결한 화장실 변기처럼 만들어 버리면 먹이를 잃은 유산균들이 난감해진다. 그리고 독소의 자극을 받아 단련된 장이 무력해진다.

물론 숙변의 지나친 독소는 건강에 해롭다. 한의학에서도 '공하법(攻下法)'이라 해서 설사로 독소를 빼내는 치료법이 있다. 그러나 이는 응급 상황에서 급히 쓰는 것이지 자주 하는 치료법이 아니다. 그런데도 숙변을 제거한다는 이유에서 관장 요법이 대수롭지 않게 행해지고 있다. 나는 관장 요법에 매달리는 사람들에게, 난치의 장 질환으로 고생하던 어떤 부인에게 남편의 변을 항문에 주입하였더니 치유되었다는 의학 보고를 알려 주고 싶다. 만성 변비의 경우 관장을 자주 하면 장이 무력해져서 평생 관장에만 의존해야 한다.

내가 단식 요법에 부정적인 것도 관장 때문이다. 단식 자체는 좋은 민간요법이지만, 관장을 병행하면 습관적인 관장을 조장할 수 있어 오히려 건강에 좋지 않다. 관장을 하니 장이 무력해지고, 장이 무력하니 숙변이 더 생겨 또 관장을 해야 하는 악순환이 벌어져서는 안 된다. 단식보다는 먹지마 건강법을 실천하자. 오염 식품을 차단하면 장 청소와 관장이 필요할 정도로 지나친 숙변이 생기지 않는다. 오랜만에 온 환자에게서 다음과 같은 말을 들었다 : "선생님이 장이 나쁘다 해서 장 청소를 하고 왔습니다." 장 청소가 유행하다 보니 이제는 환자에게 장 나쁘다는 이야기도 제대로 하지 못하겠다.

마이너스에서 건강을 생각한다 27
민간요법이 만능은 아니다

의사들은 민간요법에 대해 부정적이다. 사람들은 의사들의 사고가 경직되었다며 비판하지만, 나는 민간요법에 대한 부정적인 견해에 공감한다. 의사들은 민간요법으로 치료 시기를 놓친 환자를 자주 접하기 때문이다. 그럼에도 환자들은 의료보다 민간요법에 따르려고 하는데, 여기에는 인터넷이 크게 작용하고 있다.

나는 인터넷에서 민간요법 정보를 접할 때마다 걱정이다. 그런 정보는 경험만 강조하며, 책임질 사람도 없기 때문이다. 한의사인 나도 간접 진료시 발생할 수 있는 문제점을 우려하여 인터넷 상담을 피하고 있는데 민간요법 사이트에서는 그렇지 않다. 그곳에서는 일반 통계가 아닌 개인의 경험을 바탕으로 장황하게 상담이 행해지고 있는 것이다.

반면에 의료인의 인터넷 상담은 단순하다. "내원하셔서 진료를 받기 바랍니다"라고 하는데, 이는 질문 내용만으로는 환자 상태를 파악하기 힘들기 때문이다. 질문자에게는 이러한 글이 불친절하게 보이겠지만, 언행에 책임져야 할 의료인으로서는 최선의 답변이다.

민간요법에서는 어떤 약초나 음식, 특정 행위를 권한다. 그러나 해로운 것을 피하지 않고서는 좋은 것을 실천해도 별 소용 없다. 소금을 숟가락으로 퍼먹고, 숯가루를 먹으며, 심지어는 오줌까지 들이키는 노력으로 오염 식품을 차단한다면, 상식 밖의 행동으로 주위의 따가운 시선을 받지 않고도 건강해진다. 세상에 온갖 요법들이 존재하는 것은 질병의 원인을 차단하지 않고 치료법만 찾기 때문이다. 이에 먹지마 건강법은 민간요법보다 우선한다.

그렇다고 내가 민간요법의 가치조차 부정하는 것은 아니다. 효과가 전혀 없다면 경험이 강조되지도 않는다. 다만 나는 경제 논리에 악용되는 민간요법을 염려한다. 예를 들어 죽염과 숯은 약으로도 쓰일 수 있지만, 이것은 제대로 만들어진 죽염과 숯에 한해서다. 죽염과 숯에 대한 관심이 커지면서 대량 생산됨에 따라 순수하지 못한 방법이 동원될 수도 있음을 경계해야 한다. 따라서 죽염과 숯을 먹어도 되느냐는 환자들의 질문을 내가 피하는 것은, 언행에 책임져야 할 의료인으로서 실수할 염려가 있기 때문이다. 불량 죽염으로 순환기계 질환이 생긴다면, 불량 숯으로 장폐색이 야기된다면 누가 책임질 것인가. 또 상품을 판매할 요량으로 정보를 과장하기 쉬우니, 만병통치라 선전할수록 멀리해야 한다.

다양한 민간요법이 나름의 효과를 보이고 있지만, 인터넷을 통한 알음알이식의 접근은 위험하다. 이때에는 전문가의 직접적인 지도가 필요하며, 경우에 따라서는 의료인의 도움을 받아야 한다. 민간요법에만 의존하다가 감기가 폐렴으로 악화되고, 중이염이 난청으로 진행되며, 아토피의 경우 2차 감염이 유발되는 환자들이 많다.

그리고 민간요법에서 권하는 약은 상황에 따라 오히려 독이 된다. 누구에게나 유익한 약은 없다는 말이다. 예를 들어 감잎차, 오미자 효소, 매실 엑기스는 수렴하는 성질이 강해 열성 감기에는 금해야 한다. 특히 오미자는 폐에 열을 뭉치게 하여 열성 감기를 악화시킨다. 아울러 만드는 과정에서 설탕이 다량 사용되는 효소와 엑기스는 약이 아니라 설탕물에 불과하다.

마이너스에서 건강을 생각한다 28

차라리 녹용을 권한다

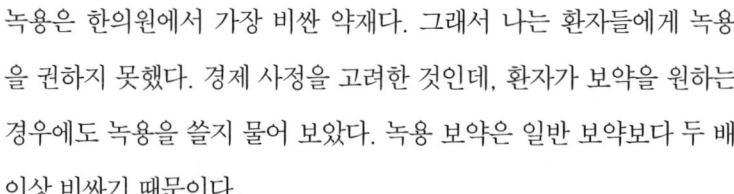

 녹용은 한의원에서 가장 비싼 약재다. 그래서 나는 환자들에게 녹용을 권하지 못했다. 경제 사정을 고려한 것인데, 환자가 보약을 원하는 경우에도 녹용을 쓸지 물어 보았다. 녹용 보약은 일반 보약보다 두 배 이상 비싸기 때문이다.

 그러던 내가 요즘에는 환자들에게 녹용을 권한다. 경제 사정을 염려했던 환자가 녹용보다 비싼 건강 보조 식품을 먹고 있다는 것을 알게 된 것이다. 나는 효과 없는 식품에 의존하는 환자들을 보면서 내 배려가 순진했음을 깨달았다. 그래서 어차피 건강에 투자할 돈이라면 효과가 검증된 약재가 바람직하다고 여겨 녹용을 권하고 있다.

 사슴의 뿔 속에는 피가 흐른다. 이 때문에 녹용은 보혈(補血)과 행혈(行血) 작용이 탁월하니, 딱딱한 뿔 속에 들어 있는, 피를 소통시키는 강한 에너지가 녹용을 보양지제(補陽之劑)의 으뜸으로 만드는 것이다. 녹용은 양기(陽氣)를 북돋우면서 음기(陰氣)까지 생성하므로 인삼과 달리 몸에 부담이 적다. 다만 감기·몸살로 인한 고열이나 급성 염증에는 쓸 수 없다. 녹용의 양기가 열과 염증을 심화시키기 때문이다.

그런데 국산 한약재가 좋다는 말은 사슴뿔에는 통하지 않는다. 사슴뿔은 추운 지방의 것이 더 좋기 때문이다. 러시아처럼 추운 지역에 사는 사슴뿔은 국산보다 양기가 더 강하다. 추위를 이기는 에너지가 뿔에 집중되어 있기 때문이다. 게다가 야생에서 이끼를 먹고 자란 사슴을 좁은 공간에서 사료를 먹고 큰 사슴과 어찌 비교하겠는가. 혈액을 만들어 내는 녹용의 효능은 광대한 자연에서 나오므로 녹용만큼은 국산이 좋다는 생각을 접어야 한다.

이처럼 녹용의 효능이 우수함에도 건강 보조 식품에 밀린 것은 녹용에 대한 그릇된 상식 때문이다. 어린아이가 먹으면 바보가 된다는 말이 대표적인 것인데, 이러한 속설에는 중요한 메시지가 담겨 있다. 이 말에는 몸에 열이 날 때에는 먹지 말라는 뜻이 담겨 있는 것이다. 이미 말한 바와 같이 녹용은 감기나 몸살에는 절대 피해야 한다. 감기에 잘 걸리는 아이들의 경우 녹용을 복용할 때에는 몸에 열이 있는지 반드시 점검해야 한다. 감기의 열이 녹용으로 인해 더 심해지면 집중력이 떨어지고 머리가 무거워지니, 이를 두고 바보가 된다는 말을 하는 것이다. 그러므로 한의사의 진단에 따라 녹용을 복용하면 부작용이 생기지 않는다.

특별히 아픈 데는 없지만 보약이 필요하다고 느껴지면 우선 먹지마 건강법을 실천해 보자. 그래도 부족하면 가까운 한의원에 방문하여 녹용 보약을 처방받기 바란다. 광고에 현혹되어 건강 보조 식품을 구입할 바에는 녹용이 낫다.

마이너스에서 건강을 생각한다 29

아이들이 ADHD로 병들어 있다

ADHD란 주의력 결핍과 과잉 행동 장애를 일컫는다. 이런 증상이 있는 아이들은 충동적으로 행동하고, 집중력이 현저히 떨어지며, 비행 청소년으로 성장할 가능성이 높다. 요즘 아이들은 대부분 정도의 차이가 있을 뿐 이런 증상을 보인다. 정부에서는 이를 우려해 대책을 마련하고 있지만 폭발하는 아이들의 에너지를 다스리기에는 역부족이다. ADHD는 그릇된 식생활에서 비롯된 것으로, 인성 교육만으로 해결될 문제가 아니기 때문이다.

　서구인들은 인스턴트 식품으로 간단하게 식사를 해결하는 경우가 많은데, 이러한 식생활로 인해 미국만 해도 15퍼센트에 이르는 국민들이 정신 장애를 안고 있다. 최근 미국인들은 인스턴트 식품을 멀리하고 곡물과 채소 위주의 식생활로 점차 바꿔가고 있다. 사정이 이러한데도 우리는 오히려 미국식 식생활을 선호했으니, 서구의 인스턴트 식품 업체들은 우리나라를 비롯한 아시아 시장에서 사세를 공격적으로 확장해 왔다. 이렇게 인스턴트 산업은 우리 땅에 단단히 뿌리를 내리고, 맞벌이 부모의 증가에 힘입어 '엄마를 편하게 하는 식사'를 등장시켰다.

분유를 먹고 자란 아이들은 엄마를 편하게 하는 식사, 즉 '엄·편·식'에 길들여진다. 아기에게 모유 대신 소젖을 주는 것도 모자라 이유기에 동물성 음식을 먹이면 엄·편·식에 익숙해져 ADHD에 걸릴 확률이 높아진다. 엄·편·식은 대개 값싼 동물성 식품인데다가 소금이나 설탕이 많이 들어간 불량 식품이다. 그것은 인스턴트 산업을 번성시키는 데에 그치지 않고 의료 산업에도 공헌하고 있다.

아이들이 엄·편·식에서 벗어나려면 부모의 마음가짐부터 바뀌어야 한다. 아이에게 인스턴트 식품을 사주는 것을 자녀 사랑으로 여겨서는 안 된다. 선진국 부모들은 자녀의 성적을 가지고 혼내지는 않지만 불량 식품의 섭취에는 엄하다. 그러나 우리는 그 반대다. 인스턴트 식품 때문에 주의력이 결핍된 아이가 공부를 못하는 것은 당연한데도 성적 때문에 자녀를 혼낸다. 부모의 무지에서 비롯한 문제를 가지고 아이들만 채찍질하는 것이다.

1988년 미국의 스티븐슨 텔러 박사의 연구에 의하면, 균형을 갖춘 영양 공급으로 학생들의 지능지수가 9개월 만에 평균 6점이나 상승했고, 그 가운데 3분의 1은 무려 10점이나 상승했다. 이 연구는 두뇌 발달에서 음식이 얼마나 중요한 구실을 하는지를 보여 준다.

불량 식품으로 장(腸)이 나빠지면 혈액이 오염되어 뇌에 충분한 산소를 공급하지 못하게 되고, 그로 인해 아이들의 머리가 둔해진다. 아이의 지능은 부모가 아이에게 어떤 음식을 먹이느냐에 따라 달라진다. 음식 관리야말로 자녀 교육의 핵심인 것이다. 아이들을 좋은 학원에 보내고 과외를 시키기에 앞서 인스턴트 식품에서 해방시켜야 한다. 요즘 아이들은 머리를 맑게 하는 총명탕(聰明湯)으로는 부족하다. 그보다는 장을 다스리는 약이 공부에 더 도움이 된다.

아이가 밥을 싫어한다며 소아 보약을 지어 달라는 부모들이 많다. 그러나 이는 보약이 필요할 정도로 소화기가 약해서 그런 것이 아니다. 그것은 밥 대신에 인스턴트 식품을 먹기 때문이다. 밥을 멀리하고 군것질만 하는 아이들에게는 보약이 아니라 치료가 필요한 것이다.

아이들이 인스턴트 식품에 탐닉하는 것은 미각 변형에 따른 질병이다. 미각의 변형은 미각을 결정하는 영양소인 아연이 부족할 때 생긴다. 아연이 부족한 음식을 먹은 엄마에게서 태어났거나 이유기에 아연을 충분하게 섭취하지 못한 아이들은, 미각에 문제가 생겨 인스턴트 식품을 더 찾는다. 이와 같은 병적인 상황에서는 인스턴트 식품이 해롭다고 아무리 타일러도 소용없다. 이때에는 아연이 풍부한 자연식을 주는 것이 합리적이니, 이렇게 하여 아연 부족이 해결되면 아이는 자연스럽게 인스턴트 식품을 찾지 않게 된다.

그러나 변형된 미각을 회복하기란 쉽지 않을 뿐더러, 시기를 놓치면 거의 불가능하다. 게다가 아이들이 유치원에 들어가 집단 급식을 하게 되면 속수무책이다. 이에 부모의 태교가 중요하다. 임신 중에는 인스턴트 식품을 금하고 자연식을 해야 한다. 그러나 부모의 미각도 이미 변형되어 인스턴트 식품의 유혹에서 벗어나지 못하는 까닭에, 이 역시 쉽지 않은 일이다.

1943년 미국에서 처음으로 보고된 자폐증은 지금까지도 그 원인과 치료가 분명하지 않다. 그러나 일본교육의학회에서 실시한 '자폐증 아동과 편식의 관계'라는 연구를 보면, 유아기의 잘못된 식생활과 자폐증과의 연관성을 찾을 수 있다. 자폐아는 이유기에 무엇이든 잘 먹다가 이유를 마치는 한 살 전후부터 인스턴트 식품만 찾는다. 자폐아의 모발 분석에서 나타난 아연 부족은, 이들이 인스턴트 식품에 탐닉하는 이유를 말해 준다. 또한 알루미늄과 수은도 기준치 이상으로 나타났는데, 이는 가공 식품에 들어 있는 화학 물질 때문이다. 알루미늄과 수은이 체내에 축적되면 뇌 세포에 문제가 생기는데, 이는 자폐의 원인으로 의심되고 있다. 이에 일본에서는 자폐 치료의 일환으로 불량 식품을 금하고 신경 전달 물질을 증가시키는 콩을 섭취하도록 하여 자폐의 과민 반응을 완화시키고 있다.

그런데 자폐아의 모발 검사 결과는 비행 청소년과 ADHD 아동에게서도 동일하게 나타난다. 즉 이들 역시 자폐아처럼 인스턴트 식품의 희생자인 것이다. 전체의 10퍼센트에 이르는 아이들이 정신적인 문제를 안고 있는 캐나다의 경우, 아이들에게 인스턴트 식품을 먹이지 않았더니 과잉 행동과 집중력 결여가 개선되었다고 한다. 이에 자극받은 미국도 문제아 교육 시설에서 인스턴트 식품을 차단함으로써 교화 효과를 거두었다.

　학자들은 ADHD 아동의 40퍼센트는 케미컬(인스턴트 식품에 들어가는 화학 물질)이 직접적인 원인이라고 주장한다. 결국 ADHD는 인스턴트 식품 속의 화학 물질에 대한 아이들의 '정신적 알레르기'인 것이다.

임신부의 지혜로운 선택이 절실하다

요즘처럼 불임 환자가 많은 때에 임신은 축복이다. 임신부는 하늘의 복을 10개월 동안 소중하게 간직할 의무가 있다. 새로운 생명을 지키기 위해서는 많은 노력이 필요한데, 그 중 음식 관리가 단연 으뜸이다. 임신부는 자신의 입에 들어가는 음식이 곧 아이의 것임을 명심하여 음식을 가리는 정성과 식욕을 통제하는 인내를 가져야 한다. 우리 조상들은 음식을 대하는 마음가짐이 바르지 못하면 있던 복도 달아난다고 했으니, 습관성 유산, 임신중독증 같은 것은 임신 중에 음식을 가볍게 여겨 축복을 지키지 못한 결과다.

임신은 밭에서 씨앗이 싹트는 과정에 비유할 수 있다. 아버지가 뿌린 씨앗이 어머니의 밭에서 성장하려면 기름진 땅과 적절한 온도와 습도, 그리고 지속적인 손길이 필요하다. 임신부 보약인 안태음(安胎飮)에서 숙지황 · 당귀 · 천궁 · 백작약은 밭을 기름지게 하고, 소엽 · 진피 · 사인은 밭을 가는 손길에 해당하며, 황금은 밭의 온도를 유지하고, 백출은 습도를 적절하게 유지한다. 아버지가 건강해서 씨앗이 충실하다면 밭의 상태에 따라 풍작이 좌우되니 어머니의 몸 관리가 중요하다. 특히 임신부가 섭취하는 음식에 의해 밭의 영양·온도·습도가 바뀌기 때문에 음식 관리는 씨앗을 싹트게 하는 핵심이다.

임신부는 '안전'과 '영양'이라는 두 가지 관점에서 음식을 선택해야 한다. 그런데 임신부들은 영양에만 관심이 있고 안전에는 소홀하다. 아무리 영양이 우수해도 오염되어 있으면 태아에게 해로우므로 음식의 안전은 영양보다 우선한다. 밭에 주는 거름이 오염되어 있다면 결코 싹이 트지 않는다. 따라서 임신부의 지혜로운 음식 선택은 안전에서 시작된다.

먹지마 건강법에서는 항생제·호르몬·방부제·농약·첨가물로 오염된 먹을거리를 안전하지 못한 음식으로 보는데, 특히 동물성 식품의 오염 여부를 반드시 확인해야 한다. 동물의 경우 지방에 오염 물질이 축적되기 때문이다. 또한 곡물·채소·과일과 같은 식물성 식품에도 제초제·성장촉진제 같은 농약이 사용되므로 친환경 농산물을 선택해야 한다.

안전한 음식을 고르는 것 못지않게 안전한 식품 관리도 중요하다. 조리와 보관 과정에서 오염될 수 있기 때문이다. 요리에서 신선한 재료를 선택하는 것은 기본이고, 조리자와 주방 기구 역시 청결해야 한다. 음식은 가능한 한 1회분씩 조리하고, 조리한 식품을 냉장고에 오래 보관해서는 안 된다. 임신 중의 식중독은 태아에게 치명적이므로 철저한 식품 관리가 필요하다. 또한 조리 시간이 긴 음식은 하지 않는 것이 좋다. 가스레인지에서 나오는 불연소 가스가 몸에 해롭기 때문이다. 가능한 한 압력솥을 이용해서 재빨리 조리하고, 레인지 후드를 틀어 주방 환기에 신경 써야 한다.

전문가들은 임신부에게 엽산 · 철분 · 칼슘 · 단백질 등의 영양제를 권한다. 그런데 현대인의 영양 부족은 영양 섭취가 적어서가 아니다. 영양 흡수를 방해하는 음식을 먹기 때문이다. 예를 들어 카페인은 칼슘과 철분 흡수를 방해하고, 동물성 단백질은 체내 칼슘을 배출하며, 우유를 비롯한 유제품은 철분 흡수를 저하시킨다. 따라서 영양제를 먹기보다는 영양 흡수를 방해하는 음식을 금해야 한다. 몸에 흡수되지도 않는데 많이 먹은들 무슨 효과가 있겠는가. 현대 영양학의 과제는 영양 '섭취'가 아닌 '흡수'에 있으니, 얼마만큼 먹느냐보다 어떻게 흡수할 것인지를 고민해야 한다.

전문가들은 또한 임신부가 입덧으로 식사를 하지 못하는 경우, 소량의 음식을 자주 먹으라고 한다. 그러나 소화하기 힘든 상태에서 억지로 먹는 것은 좋지 않다. 이미 말했듯이 지금은 영양의 섭취보다 흡수가 중요하므로 지속적으로 음식을 섭취해서 소화에 부담을 주는 것은 바람직하지 않다. 다행히 입덧은 임신 초기에 나타나므로 모체에 축적된 영양으로도 태아에게 충분하다. 그러나 입덧이 너무 심하면 한방 치료를 받기 바란다.

임신부는 여러 면에서 많은 신경을 쓴다. 그런데 경우에 따라서는 지나친 신경이 오히려 몸에 해롭다. 특히 '수치'에 대한 집착은 바람직하지 않다. 예를 들어 영양소의 하루 권장량이 얼마인지 계산한다거나, 개월당 체중 증가량에 맞춰 몸을 불리는 등 수치에 너무 매달리면 안 된다. 이는 임신부의 체질에 따라 수치의 기준이 다르기 때문이다. 중요한 것은 전문가들이 권하는 획일적인 숫자가 아니라 임신부 개인이 느끼는 컨디션이다.

그리고 무엇보다 우선하는 것은 임신 전에 건강한 몸을 만드는 것이다. 소화기(脾胃)와 흡수기(腸)가 건강하지 못한 상태에서 임신을 하면 음식 관리의 효과가 떨어지기 때문이다. 따라서 임신부의 음식 관리는 결혼 전부터 시작해야 한다.

별난 한의사 손영기의 **먹지마 건강법**

개정증보판 1쇄 _ 2005년 2월 20일
개정증보판 7쇄 _ 2016년 8월 30일

지은이 _ 손영기
펴낸이 _ 심현미
펴낸곳 _ 도서출판 북라인
출판 등록 _ 1999년 12월 2일 제4-381호
주소 _ 서울시 종로구 백석동길 215
전화 _ (02)338-8492   팩스 _ (02)6280-1164
이메일 _ bookline@daum.net

ISBN 89-89847-34-6
· 잘못 만들어진 책은 바꾸어 드립니다.
· 값은 뒤표지에 있습니다.